睡眠之道

THE WAY OF SLEEP

失眠门诊对话

愿漫漫长夜中的每一个人，
都不受失眠的困扰

主编 霍 阳

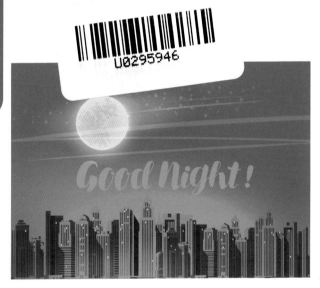

Good Night!

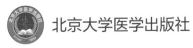

北京大学医学出版社

SHUIMIAN ZHI DAO——SHIMIAN MENZHEN DUIHUA

图书在版编目（CIP）数据

睡眠之道：失眠门诊对话 / 霍阳主编 . -- 北京：
北京大学医学出版社，2025. 3. -- ISBN 978-7-5659
-3368-4

Ⅰ . R749.7-49

中国国家版本馆 CIP 数据核字第 2025LQ9243 号

睡眠之道——失眠门诊对话

主　　编：霍　阳

出版发行：北京大学医学出版社

地　　址：（100191）北京市海淀区学院路38号　北京大学医学部院内

电　　话：发行部 010-82802230；图书邮购 010-82802495

网　　址：http://www.pumpress.com.cn

E-mail：booksale@bjmu.edu.cn

印　　刷：北京金康利印刷有限公司

经　　销：新华书店

责任编辑：袁帅军　　　责任校对：靳新强　　　责任印制：李　啸

开　　本：880 mm×1230 mm　1/32　印张：7　字数：200千字

版　　次：2025年3月第1版　2025年3月第1次印刷

书　　号：ISBN 978-7-5659-3368-4

定　　价：45.00元

编者名单

主　编

霍　阳

北京大学人民医院神经内科　副主任医师

北京和睦家医院神经医学中心　副主任医师

副 主 编

常鹏飞

北京和睦家医院神经医学中心　主任医师

王武超

北京大学人民医院急诊科　副主任医师

封面插图

牛安琪

正文插图

尤雅民

序

睡个好觉，百病不扰

霍阳医生是我在北京大学人民医院工作时期的神经内科同事，她因为临床经验丰富、善于表达并获得讲课比赛优异成绩而闻名全院。

在长期的临床实践中，她发现了一个有趣的现象，很多被考虑为神经系统异常的患者都有一个共同的根由——睡眠不好。于是，本着擒贼擒王、治病治根的思路，霍医生将专业方向调整为睡眠改善。

她素来是一个做事认真的人，对这一次专业方向的调整尤其认真，我看出来她有矢志不渝的劲头。尤其难能可贵的是，她不仅钻研学术，还注重专业知识的普及，因为她觉得仅以学术语言阐述，固然内容专业，但大众看不懂，也就失去了科普的意义。

霍医生主编的这本科普书内容科学，语言通俗易懂、深入浅出。每一节由生动的案例展开，用打比方的形式来讲解，这会让读者有一种面对面聆听医生讲解、身临其境的感觉。

我本人有长达半年的失眠经历，所以我深知入睡困难，甚至入睡不能的巨大痛苦——白天浑浑噩噩、心情糟糕、烦躁易怒，做事无法集中注意力，甚至嘴上经常起水疱，浑身时不时瘙痒难忍。从某种角度来说，睡眠不好是万病之源也不为过。失眠的同时，往往也是工作和生活压力最大的时候。如果能解决失眠问题，对于失眠患者来说，这感觉绝对不亚于"起死回生"。

向大家热情推荐这本书。我相信，这本书可以帮助各位朋友"睡好觉"。

陶勇

首都医科大学附属北京朝阳医院眼科　主任医师、教授、博士生导师
北京大学博士
德国海德堡大学访问学者
中国医师奖获得者
首都十大健康卫士获得者

前言

岁月流转，北京大学人民医院神经内科失眠门诊开诊已有8年，见证了许许多多失眠患者的苦闷、忧伤与欣喜。在这本科普书中，我们将失眠门诊对话整理、改编为轻松、易于理解、贴近生活的小故事（人物姓氏按《百家姓》排序），对各段小故事进行专业点评和进一步解答，希望能帮助更多失眠的朋友。

8年来，我们致力于推广并实践失眠的认知行为治疗，这并不是可望而不可及的阳春白雪，它会让人对睡眠有更多的了解与把握，最终减少甚至减停镇静催眠药（安眠药）。

知其然，也要知其所以然。对于失眠，我们给您专业的科普，一起了解其精髓；我们讲述别人的经历，与您一起思考和领悟；我们帮助您调整睡眠、看到起色，增强信心和动力，越坚持越好眠，越好眠越坚持。

多么希望这一点点思维的共振，一点点认知的调整，一点点行为的改变，能成就您的优质睡眠。本书适当整合临床病例，只为各种睡眠问题能被清晰呈现、更好理解和有效解决，如有雷同，敬请谅解。

睡眠是本能，治疗失眠有方法。让我们一起探寻睡眠之道，只为一夜好眠。本书的构思与成稿得到很多亲友、同事和师长的鼓励与支持，后期出版得益于北京大学医学出版社袁帅军编辑的指点，在此一并感谢。

霍阳

北京大学人民医院神经内科　副主任医师
北京和睦家医院神经医学中心　副主任医师
北京大学医学博士，心理治疗师
韩国首尔大学医院神经内科访问学者
美国克利夫兰医院睡眠中心访问学者

目录

SLEEP

第一章

睡眠节律

一、夜夜睡不好，我该怎么办？

以普通人的故事，对话睡眠医生的专业观点，我们逐步将睡眠的困惑、睡眠的误区、睡眠的调整和睡眠的进展呈现给您。第一章开篇当然要聊重点，定基调。下面，先说说最常见的睡眠问题——失眠。

1. 睡不着，是一种病吗？

赵女士今年38岁，是一位企业高管，衣着干练，大方得体。谈到失眠，她的眼里难掩一份焦虑。读大学时，她平时睡眠质量一般，考试前经常紧张得睡不着觉。参加工作之后，每天咖啡不能离手，晚上要复盘白天的工作，还要时常熬夜做企划。最近1年多，她发现自己夜间睡不着，时不时还会早醒，睡眠浅梦多，白天精力不足，总害怕工作出问题，因此相当苦恼。

慢性失眠是一种常见的睡眠疾病。按照《国际睡眠障碍分类（第3版）》（ICSD-3）诊断标准，赵女士入睡困难（卧床后30分钟以上才能入睡），早醒（较平时醒来时间早30分钟以上），白天精力不足，类似情况每周发生大于3次，持续时间大于3个月，除外其他睡眠疾病，可以诊断为慢性失眠。失眠是一种疾病，需要看医生！

2. 失眠了，我还能好吗？

刚开始睡不着的时候，赵女士没太当回事，想着忙过这段时间就会好。可日复一日，她发现，除了工作日睡不着和早醒，休假的时候也睡不好。赵女士非常焦虑，白天工作时也会想今晚能不能睡着？久而久之，她开始自我怀疑："我这个失眠，是不是没有希望好转了？"

睡眠是一种与生俱来的能力。对初生的婴儿，可以教他说话、走路、做游戏，可从未听说要教睡觉。无论失眠持续多久，有多严重，都请您相信，自己有睡眠的能力。问题在于了解睡眠能力的哪些方面出了问题，需要如何改变和调整。对待失眠，您要有信心！

3. 怎样才能睡个好觉？

赵女士为了摆脱失眠费尽心思：上网搜索，向亲友取经，收集了好多调整睡眠的方法。她戒掉了多年陪伴的咖啡，减少了熬夜次数，使用香薰精油，各种方法没少尝试，但是效果一般；她尝试过吃褪黑素，开始时效果还好，可时间一长又觉得不大管用；她最近在喝中医汤药，但是不太敢吃安眠药。赵女士总在琢磨：怎样才能睡得好，睡得香？

慢性失眠的因素众多，治疗方式多种多样，每个人的情况不尽相同，调整方案的内容和重点也不尽一致。很多时候患者需要和医生共同探讨，不断实践和反馈，找出适合自己的调整方案，最终解决失眠问题。对待失眠，不能偏听盲信，需要专业的治疗。

4. "睡个好觉"离我有多远？

自从失眠以来，赵女士的心情起起伏伏：睡得好，这一天神清气爽，心情舒畅；睡得不好，这一天便感觉诸事不顺，提不起精神。如此反反复复。赵女士经常说："失眠真是一种煎熬，一觉睡到天亮的生活离我好遥远。"

失眠往往会影响情绪：紧张、焦虑、失落、压抑和无助等。情绪的调整和失眠的调整同等重要。日积月累的失眠怎可能在一朝一夕间就彻底解决呢？需要树立信心，调整心态，积极对待。别着急！耐心对待失眠，找对方法，好眠终将属于你。

5. 能不能永远不再失眠？

长期应对失眠问题，赵女士几乎成了半个医生，她常常想：如果我有超能力来控制睡眠，想睡就睡、想醒就醒就好了！这辈子我都不想再体验失眠的苦楚！

睡眠是可以调整的，良好的睡眠是需要维护的。调整对失眠的错误观念，纠正导致失眠的不良行为习惯，遵循自然规律，科学调整睡眠，即使不用超能力，也不会长期陷于失眠的痛苦之中。战胜失眠，需要在战略上藐视它，在战术上重视它，坚持正确的方法，持续好睡眠终会实现。

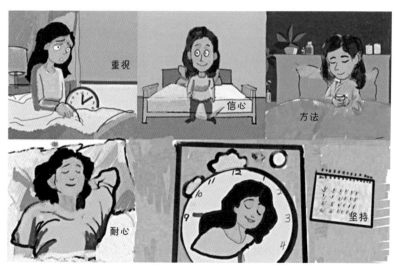

插图：尤雅民

二、生物钟——人类进化的礼物

大自然的一天有昼夜之别，人类作为大自然的一部分，其生活也必然遵循一定的规律。睡眠作为一项基本的生理活动，当然也要遵循昼夜节律。

1. 我们为什么会规律地生活？

钱阿姨生活在我国东北地区一座二线城市，退休之后生活悠闲、节奏缓慢，每天去公园走走，去菜市场转转，在小区里和大妈们聊聊天，晚上看看电视剧，每晚9点就上床睡觉，一觉睡到第2天凌晨4点多，新的一天又开始了。

春去春来，花落花开，这是大自然的节律。地球上的生物历经数亿年的进化，生理指标、精神状态等都有着周而复始、适应自然的循环规律，这就是生物节律。24小时左右的人类昼夜节律就是一种生物节律。有节律才有好睡眠。

2. 生物钟究竟是什么？

2017年10月2日，钱阿姨看新闻，诺贝尔生理学/医学奖授予了三位研究生物钟的科学家（奖励他们发现调控昼夜节律的分子机制）。钱阿姨当时没有意识到，她日后的失眠会与生物钟密切相关。

生物钟是人体内的隐形"时钟"，位于大脑视交叉上核，是许多生命活动的内在节律中枢，调控着内源性昼夜节律。昼夜节律参与睡眠-觉醒调节。我们要想睡得好，就要遵循昼夜节律，上床时间和起床时间要尽量固定，让生物钟准点运行。

3. 人的生物钟能改变吗？

2019年，钱阿姨忽然迷上了看历史小说，茶不思，饭不想，觉也不睡。熬夜3个多月之后，钱阿姨发现自己想睡也睡不着了，无论是晚上9点还是更晚，她睡意全无，"活力满满"。

昼夜节律同时也受到自然环境（光照等）、社会因素和工作时间等外源性因素的诱导和影响。钱阿姨长时间熬夜看小说，睡眠-觉醒节律紊乱，生物钟失衡，体内多种激素分泌改变；最初是不想睡，后来是想睡的时候睡不着。平时我们加班、熬夜在所难免，关键是不能长期处于混乱状态。

4. 生物钟紊乱了还能恢复吗？

在专业医师的指导下，钱阿姨利用晨起晒太阳，渐进调整上床时间的方法，历经几个月的努力，终于又恢复到原来的晚上9点上床，入睡不再困难。钱阿姨一直悬着的心终于落下了。

每个人都有自己的生物钟，钱阿姨想恢复原来的生活节律，需要依据昼夜节律受外源因素影响的特点，借助光（比如阳光）的力量，循序渐进地进行调整。光是生物钟重要的影响因素之一。《庄子·让王》描述了单纯简朴的节律生活："日出而作，日入而息，逍遥于天地之间而心意自得。"进入工业社会之后，灯光将人类夜间睡眠时间推迟了足有2～3小时。

5. 平时应该怎样"保养"生物钟?

自从失眠缓解，钱阿姨每天严格遵守作息时间，一点都不敢提前和错后，生怕把生物钟再"弄乱了"。

顺应生物钟的节奏，维持生物钟的稳定很重要。实际上每个人的生物钟都有一定的适应和调整能力，因此大可不必过于紧张。只要不是长时间打破原有生活节律，生物钟一般不会"罢工"。偶尔为之的聚会，节假日的稍作放松，都不会对生物钟有太大影响。

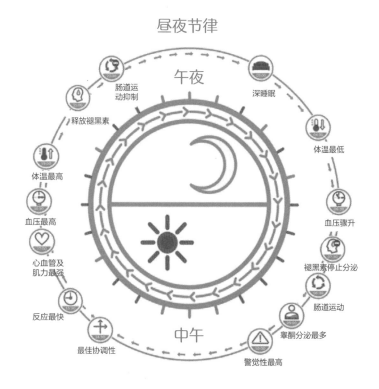

昼夜节律

午夜

肠道运动抑制

深睡眠

释放褪黑素

体温最低

体温最高

血压最高

血压骤升

心血管及肌力最强

褪黑素停止分泌

反应最快

肠道运动

最佳协调性

睾酮分泌最多

中午

警觉性最高

三、电子产品影响生物钟

当电子产品成了现代生活的"标配"，它对睡眠的影响也日益凸显。

1. "打游戏到深夜，睡一觉到日落"，这是常规的假期生活？

小孙是一名大学生，假期回家想要放松放松。特别是晚上，网络游戏在线的朋友多，他经常组团开黑打游戏。时间飞快，不知不觉就到了第2天凌晨五六点，虽然此时困了也累了，但上床之后还继续刷手机、看网页、聊天，然后一觉睡到下午三四点。

人类文明发展到信息化时代，电子产品早已改变了生活的方方面面。电子产品中的蓝光极大地影响着睡眠状态。电子产品依赖必然会影响人类的昼夜节律。现在很多人的状态都是：手机在手，天长地久；手机离手，魂都没有！

2. 防蓝光贴膜能解决多少问题？

小孙对电子产品的蓝光危害有所耳闻，特意上网买了防蓝光贴膜，晚上开启"睡眠模式"，觉着这样对眼睛、对睡眠就都没有影响了。

蓝光不仅存在于电子产品中，也存在于太阳光中。蓝光会抑制褪黑素的分泌，褪黑素是脑松果体分泌的一种激素，褪黑素的分泌随昼夜而变，对睡眠有着重要影响。防蓝光贴膜可能有一定作用，但根源还是要减少电子产品的使用。应弄清楚："盐打哪咸，醋打哪酸。"解决了根本问题才能维护睡眠昼夜节律。

3. 为什么节律调整越来越难？

每次开学都是小孙最难熬的一段时间。刚开始他通过加强运动，转移注意力到校园生活等方法，还能勉勉强强跟上学习节奏。几个学期假期折腾下来，他竟然出现晚上睡不着觉、白天精神不足、记忆力下降等情况，十分痛苦。

生物钟紊乱是逐步累积的。这类似于橡皮筋的弹性，不断长时间伸拉到极限之外，再回缩就难了。一旦发现端倪，就要着手调整。对于小孙来说，除了调整生物钟，还要解决电子产品不离手的问题。这需要极强的意志力和有效的方法。为了好眠，对你心爱的电子产品就忍了吧！算了吧！放了吧！

4. 利用晨光，调整生物钟

痛苦的小孙终于下定决心改变，先是以顽强的意志力减少每天游戏时间和上网时间。每天早上在阳光下跑步锻炼，阶段性调整并固定作息时间，就这样努力4个多月，小孙的睡眠、学习和生活终于回归正常状态。

促进睡眠的褪黑素本身就有白天合成分泌少，夜间合成分泌多的特点（昼夜节律），同时与日夜光照变化相关。早上晒太阳，太阳光抑制大脑褪黑素的分泌，开启觉醒模式，褪黑素分泌节律前移，夜间自然好睡眠。

5. 电子产品是一把双刃剑

小孙去年考上了研究生，惊喜地发现研究课题是"改善睡眠的可穿戴设备"。虽然目前可穿戴设备仍有种种不足，但小孙相信通过与物联网、大数据结合，能改善睡眠的可穿戴设备未来可期。

科技改变生活。以往提到电子产品对睡眠节律的影响时，负面评价居多。期待科技的进步给备受睡眠问题困扰的人带来更多曙光，医学领域的数字化风口也终将到来。

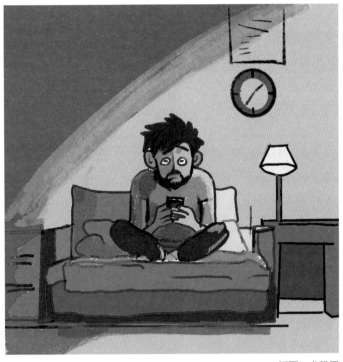

插图：尤雅民

四、多样的睡眠类型

生物的多样性，成就生生不息的世界。人各有异，睡眠当然也不会整齐划一。了解自身的睡眠类型，做好睡眠的时间规划，是维持良好睡眠的保证。

1. 早睡早起身体好？

李阿姨做事用心、有条理，家里家外的事都能安排得妥妥当当。她有一个雷打不动的"红线"：每天晚上9点半准时上床睡觉，第2天早上5点准时起床。按李阿姨的经验，晚上只要过了9点半，再想睡就睡不着了；早上5点醒了，也不想赖床。

早睡早起的睡眠类型又称"云雀型"。生物钟夜间节律来得早，晚上早早休息，早上自然醒来，上午精神抖擞，下午略有倦怠。"早睡早起身体好"就是对这种比较常见的睡眠类型的肯定。然而，总会有年轻人说：早睡早起实在是"老干部"气，那是"白天不懂夜的黑"……

2. 喜欢熬夜的老伴

李阿姨的老伴是一位业余作家，夜深人静的时候才能文思如泉涌，下笔如有神。每天在书房熬夜到12点，意犹未尽，依依不舍地上床睡觉，夜间工作效率极高。早上8点起床，但是睡眼惺忪，好一会才能完全清醒。

晚睡晚起的睡眠类型是"猫头鹰型"。睡眠类型没有好坏之分，适合自己的节律就是最好的。虽然中医养生特别强调要睡"子觉"(子夜11点至凌晨1点),但11点想睡而睡不着,情绪焦灼烦躁,继而失眠的大有人在。规律而充足的睡眠就好,不求必得"子觉",但求规律睡眠。

3. 睡眠类型不同的原因?

李阿姨发现女儿的作息和他们都不一样,有时候可以熬夜开视频会议,第二天靠咖啡提神;有时候头一晚早睡,第二天早起赶飞机出差;大部分时候晚上11点上床,早上7点起床。

可早睡可晚睡恰好是睡眠类型的中间型——"蜂鸟型"。睡眠类型多样与生物钟、遗传和环境等因素有关。人的生理时钟周期为24小时多一点,工作和生活的时间要求也会影响人们的睡眠类型。蜂鸟型在职场可以说是一大优势。

4. 调整节律同步行不行?

李阿姨刚结婚那会儿,总想说服老伴:早睡早起身体好,早起的鸟儿有虫吃,等等。老伴也想调整,可是多年的习惯,早睡睡不着,早起昏昏沉沉,一整天都不舒服。久而久之,李阿姨也就放弃同步老伴作息的念头。

实际上,每个人能把握自己的睡眠类型,结合作息要求,顺势而为最合适。如果真是要调整,可不是一件容易的事。生物钟是有记忆的,利用光照,每周调整15分钟左右,调整到位后,还要长期坚持才可以维持稳定。有了极强的意志力,确实可以做到:我"眠"由我不由天。

5. 求同存异的欢喜

　　随着年纪的增长，李阿姨和老伴发现他们的作息规律有了些许改变：李阿姨的上床时间略有后移，老伴也不再熬到深夜……

　　睡得规律和充足是保证白天精力充沛的前提。三种睡眠类型各有优势，不必强求整齐划一。要了解自己的睡眠类型，把握规律，结合生活和工作情境，确定自己的作息。

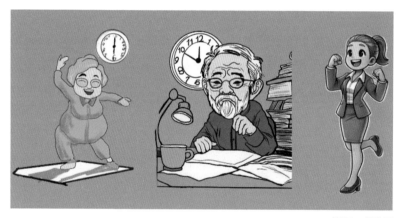

插图：尤雅民

五、四季的睡眠规律

春有百花秋有月，夏有凉风冬有雪。《荀子·天论》讲："万物各得其和以生，各得其养以成。"这是说天下万物，各自得到和气而生成，各自得到滋养以成长。四季更迭是大自然的规律，人的睡眠也与四季变化相关，可以随之略加调整。

1. 春天（3～5月）："夜卧早起，广步于庭"

周女士出生于中医世家，自小耳濡目染，对四季规律和睡眠的调整颇有心得。周女士最喜欢春天，天朗气清，春暖花开，每天晚睡早起。大学期间，经常约上三五好友出游，也不觉着"春困"。

中医理论认为，人要顺应昼夜和四季的规律。春分开始昼长夜短，春天阳气生发，万物始生。春天的睡眠最好是晚睡早起。经常户外散步，亲近自然，会令人心情愉悦。

2. 夏天（6～8月）："夜卧早起，无厌于日"

周女士大学毕业之后在一家公司做财务，月底和月初往往要熬夜加班，夏季睡眠本来就短，晚些入睡，早点起床，中午小休一会，也不觉着加班是太大的负累。

夏季白天最长，人体最具活力，起居时间应与白天时间尽量同步。早起打开窗户，享受阳光和清新空气，进行适当的运动，不贪空调冷气和冷饮，梳理好情绪，不烦不怒，不焦不躁。

3. 秋天（9~11月）："早卧早起，与鸡俱兴"

财务工作加班加点是常事，因为喜欢这个行业，周女士也能调整心态和作息，积极面对。秋天到来时，她早早地上床，睡眠时间拉长了，早起后拉开窗帘，感到神清气爽，又是新的一天。即使有秋风秋雨的愁思，她也能很快调整过来。

秋分开始昼短夜长，秋季天气干燥，早晚温差加大。进入秋季，尽量早睡早起，注意保暖。加强户外健身锻炼，吃些时令水果，适当午休，可宁神敛气，缓解秋乏。

4. 冬天（12月~次年2月）："早卧晚起，必待日光"

周女士一路努力，终于坐到跨国公司财务总监的位置。她很多时候身不由己，忙起来没日没夜。想着"猫冬"，早点上床睡觉，但有时也是奢望；想着睡到日出再起床，那也得看另一个时区的国外公司总部给不给力……

冬季夜深寒重，卧室温度要适宜，尽量早睡晚起，延长睡眠。冬天要适当减少活动，不要过于劳累，虽说"夏练三伏，冬练三九"，但也要根据自身特点，量力而行。

5. "人在江湖，身不由己"的叹息

周女士20多年的工作经历让她眼界开阔，只是聊起睡眠时，仍难免遗憾。虽然她懂得规律睡眠，四时养生的道理，但商场如战场，现实中有时真是心有余而力不足，对睡眠只能"且行且调整"。

即使周女士了解四季变化需要相应调整睡眠节律，却也因为工作关系，不能做到尽善尽美。多数时间，我们只能在规律睡眠的基础上，尽力微调上床和起床时间，以顺应春生、夏长、秋收、冬藏四季的自然变化。达到工作和睡眠之间的平衡殊为不易，其实不必勉强自己。睡眠这件事，把握基本点，不设准则，轻松以待，必能报以好眠。

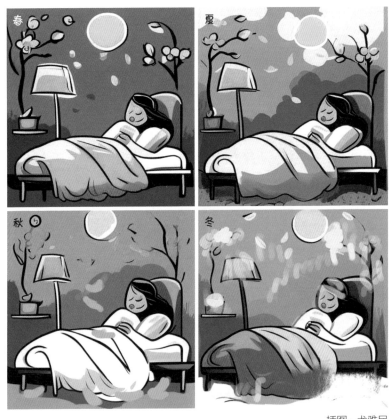

插图：尤雅民

六、人究竟每天睡多久合适?

　　一天只有24小时，8小时的睡眠就占了生命的1/3时间，这听起来实在是有些"浪费"。有的人睡4～5小时，第二天精神饱满，有的人睡10小时也无精打采，这是怎么回事? 许多人想"向天再借500年"。如果能压缩睡眠时间，是不是生命延长能立刻"变现"?

1. 每天只睡4小时?

　　小吴是一名历史系大学生，他每天睡足8小时，但白天还是觉得困倦。去年小吴看到一则采访，某公司CEO讲自己每天睡4小时，中间醒1小时，坚持2年，虽然睡得少，但睡得好。小吴不禁想，他和这位CEO之间的差距，是不是差这多睡的4小时?

　　确实有很多名人工作到深夜，第2天又早起，白天精力充沛；但也有名人如爱因斯坦，每天睡眠时间要10小时以上。"睡眠够不够长，够不够好"实际上是一种自我的体验。即使在严谨的医学界，失眠的诊断也要包含昼夜的主观感受，这其中存在很大的个体差异，适合自己的就是最好的。

2. 一次失败的尝试

　　小吴说做就做，立刻按照这位CEO的睡眠方法执行起来，晚上11点上床睡觉，半夜1点闹铃响起，小吴挣扎着起来，迷迷瞪瞪地下床，只能在宿舍楼的水房找到些许亮光，熬到2点，赶紧上床接着睡，到凌晨4点，小吴任凭地动山摇，再也不想起床了。

睡眠分为3种模式：单相睡眠模式（每天睡眠1次）、双相睡眠模式（每天睡眠2次）和多相睡眠模式（每天多段，短时睡眠）。这位CEO夜里的分段睡眠法属于双相睡眠模式，午睡和夜间睡眠的模式也属于双相睡眠模式，人类婴儿和许多动物都是多相睡眠模式。

3. 达·芬奇睡眠法

就在小吴为分段睡眠法纠结的时候，偶然看到一篇介绍著名画家达·芬奇的文章，其中谈到他独特的睡眠方法：每工作4小时睡眠15分钟，24小时总计睡眠时间不足1.5小时，通过这一硬性规定来提高时间利用率。小吴想了又想，即使用了达·芬奇睡眠法，空出来的时间也只能在宿舍楼的水房游荡，还是算了吧。

每个人的睡眠模式与很多因素有关，其中包括遗传因素、环境因素等。研究者发现，有一些短睡眠者存在特定的基因变异，这些极少数人确实睡得少，精神又好，真让人羡慕呀。

4. 睡眠模式的变革

虽说改变睡眠模式的尝试宣告失败，小吴还是发挥历史系学生追本溯源的优势，查到了一些信息。历史学家罗杰·埃基希研究认为两段睡眠法可能曾经极为流行：16世纪的欧洲成年人大约在天黑2小时后入睡，夜半醒来到邻居家做客，聊天，阅读……2小时之后，他们进入第二段睡眠。

人类最初睡在洞穴里，困了、累了、天黑了都可以睡上一觉（还要担心野兽的袭击）；后来遵循"日出而作，日落而息"的昼夜节律；再后来，工业革命开始，电力照明普及，提出"8小时工作、8小时休闲、8小时睡眠"的生活方式。

5. 找到适合自己的睡眠模式和时长

　　小吴因为睡眠的事困惑迷茫了好几个月，最后决定倾听自己身体的声音。他晚上睡足8个半小时，白天睡午觉半小时。维护好昼夜节律后，整个人的状态都变好了，白天神采奕奕，学习效率也提高了不少。

　　多数青年人，每天最好睡足7~9小时。实际上，每个人的睡眠时长需求不尽相同，保证睡得好、睡得饱，白天精力充沛就好。即使同一个人，不同人生阶段的睡眠需求也在变化（纵向变化）。适合当下自己的睡眠时长就是最好的。睡眠时长千万不要跟别人比较，因为个体差异是很大的。

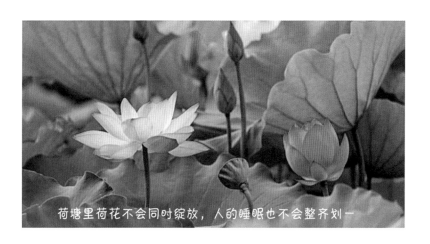

荷塘里荷花不会同时绽放，人的睡眠也不会整齐划一

七、人生不同阶段的睡眠

　　从稚子童真到青葱岁月，从风华正茂到两鬓染霜，人生各阶段的睡眠时长也各不相同。纵观人的一生，睡眠时长的需求随年龄增长而减少，这是自然规律。

1. 小宝宝在睡眠中发育

　　郑阿姨退休之后，和老伴一起来到儿子家帮忙带小孙子。小孙子还未满周岁，每天晚上8点多上床睡觉，早上6点多醒来，上午和下午还要各睡1~2小时。郑阿姨常常感叹：婴儿的秒睡和无忧无虑的睡颜，真是令人羡慕。

　　足月新生儿平均每天睡眠18小时左右，呈多相睡眠模式，6个月到1岁半的孩子每天睡11~15小时。宝宝大脑快速发育，许多发育过程在睡眠中完成。只要宝宝白天的精神状态好、活泼、发育良好，他/她的睡眠时长就是合适的。

2. 青少年在睡眠中成长

　　暑假期间，郑阿姨读小学的外孙女到北京来玩，去了很多著名景点如故宫、长城等，游玩之余，还要见缝插针上网课，每天定时练习小提琴。晚上10点上床睡觉，早上8点起床，白天不睡午觉。

　　学生时代的睡眠是保证健康和学业的红线，教育部发文要求：小学生每天睡眠时间10小时，初中生9小时，高中生8小时。要求小学生就寝时间不晚于21：20，初中生不晚于22：00，高中生不晚于23：00。按照这个标准，郑阿姨的小外孙女睡眠时间足够，但睡得有点晚。充足的睡眠会不会是"双减"的红利？

3. 成年人在睡眠中休养

郑阿姨的儿子是上班族，每天朝九晚五，加班加点也是常事。晚上11～12点才上床，早上7点多起床，每逢周末，总要睡得昏天黑地，中午才起床。周一按时起床是"难于上青天"的一件事，一整天都不舒服。

成人每天的睡眠时间7～9小时，节律不稳定是比较突出的问题。周末可以补觉，但起床时间比平时延1～2小时即可，周末补觉太多，周一生物钟就会"还以颜色"，引发白天极度不适。

4. 老年人在睡眠中养生

忙碌的日子过得飞快，郑阿姨发现她的睡眠越来越少。早先上班的时候，每天睡8小时都觉得睡不够，现在晚上9点上床，早上三四点就醒了，再也没有睡意。

陆游晚年作诗："太平民乐无愁叹，衰老形枯少睡眠。"现代社会老年人生活质量提高了，寿命也延长了。老年人睡眠少一直都是客观事实，他们的睡眠需求一般是5～8小时。这和老年人工作压力减轻，光照不足，代谢缓慢，以及相关激素分泌改变等因素有关。

5. 睡眠问题的警示

郑阿姨的老伴晚上8点半就上床睡觉了，但他夜尿多，每天晚上起夜五六次，早上3点准时醒，夜深人静，辗转反侧，再也睡不着了。在白天，他一会睡一觉，经常"打盹"。郑阿姨不禁怀疑老伴是不是得了什么病？到医院检查发现老伴患了糖尿病，经专业治疗和调整之后，夜尿和睡眠都有所好转。

上床早、起床早，夜间醒来次数多，白天"打盹"，这都是老年人的睡眠特点。但凡是都有个度，"事出反常必有妖"。这种情况如果特别严重，建议去医院检查身体是否受疾病困扰。疾病是影响老年人睡眠质量的主要原因。

表1是美国国家睡眠基金会推荐各年龄阶段的睡眠时长建议，推荐睡眠时长之外上下浮动1~2小时或可接受。因个体差异较大，具体请咨询医生。

表1　各年龄阶段的推荐睡眠时长

年龄	推荐睡眠时长
新生儿（0~3个月）	14~17小时
婴儿（4~11个月）	12~15小时
幼儿（1~2岁）	11~14小时
学龄前儿童（3~5岁）	10~13小时
学龄儿童（6~12岁）	9~11小时
少年（14~17岁）	8~10小时
青年（10~25岁）	7~9小时
成人（26~64岁）	7~9小时
老人（65岁以上）	7~8小时

八、睡眠与体温

早在西汉时期，《黄帝内经》就有"不寐"的记载。千百年来，人们孜孜不倦地探寻和传承好眠的方法，洗澡、泡脚、在肚子上盖被子……

1. 体温可以调节睡眠

王阿姨今年52岁，年轻时睡眠浅、梦多，有点声音就醒。现在上床后心烦、燥热，得熬1个多小时才能睡着，白天感觉头昏昏沉沉。王阿姨非常苦恼，开始上网查找原因，四处打听有什么妙招能让自己快点睡着。

前文提到昼夜节律会调节人的睡眠和觉醒状态，光是调节昼夜节律、影响睡眠的重要因素。体温也是影响睡眠的重要因素。体温包括表层体温（电子温度计直接测量额头或手腕皮肤的温度）和更稳定的深部体温（腋下温度等）。较低的深部体温有助于入眠。

2. 体温助眠的正确打开方式

为了睡好觉，王阿姨想尽了办法，安排睡前洗澡、泡脚等"仪式"，一个一个地做下来，确实暂时感到舒适、放松，可还是在漫漫长夜中辗转难眠，不知道是哪个环节出了问题。

人的深部体温白天升高，午后4~6点最高，夜晚降低，清晨2~6点最低。洗澡助眠最重要的两点是时间（睡前1~1.5小时）和水温（37~40℃）。洗澡后深部体温先上升，1~1.5小时左右下降明显，睡眠模式顺利开启。洗澡后立即上床不太容易睡得着，因此推荐上床前1~1.5小时洗澡。泡脚（水温40~42℃）可以散热，促进深部体温下降，有助于睡眠。要注意泡脚水温不能太热，时间不能过长。

3. 室温影响睡眠

王阿姨平时手足冰冷，喜欢把卧室温度调高，一进去热气扑面。睡在厚厚的、暖暖的被子里，王阿姨感到特别有安全感，遗憾之处就是睡得不快，睡得不香。

对于睡眠而言，一个凉爽舒适的卧室更容易让人入睡，略低的室温能让人睡得更沉。体温中枢主要通过皮肤血管和汗腺、骨骼肌收缩、激素分泌来调节，使表层体温和深部体温之间达到平衡。人在凉爽却不感觉到寒冷的环境中，体温调节发挥作用，深部体温降低，睡得又快又好。

4. 情绪影响体温，体温影响睡眠

王阿姨是个爱琢磨的人，自从睡不好觉，她总是担心影响免疫力和记忆力，越担心越睡不着，越睡不着越担心，形成恶性循环，结果一直睡不着睡不好。

体温随性别、年龄、昼夜、运动和情绪等因素的变化而在正常范围内波动。睡前紧张、焦虑会使体温升高（体温在正常范围内偏高），进而影响睡眠。所以"得放松者得睡眠"这句话是没错的。

5. 相信科学，解决实际问题

　　王阿姨了解到体温和睡眠的关系之后，深深地表示"科学就是力量"。原来，她20岁结婚后2年一直未孕，听从医生建议："每天早晨未活动时测量体温，画出每月体温曲线，确定排卵日期，更容易受孕。"这才顺利怀孕、生子。

　　女性的基础体温随月经周期而发生变化（激素变化的影响），排卵后基础体温比排卵前升高0.3～0.5℃，持续至下次月经开始。<u>体温是一项重要的生理指标。时常监测体温还真是能帮助我们解决实际问题。</u>

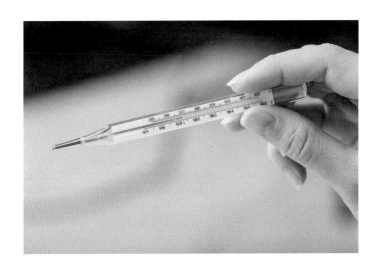

九、时差对睡眠的影响

频繁长途飞行的人往往要面对时差问题。全球划分为24个时区，相邻时区的时间相差1小时。人快速穿越时区，但体内生物钟来不及调整，仍停留在出发地的时间，与目的地外部时间不同步，进而出现睡眠-觉醒节律错位等表现。

1. 国内出差

小冯20多岁时因为工作关系经常出差，从北京跑到全国各大沿海城市。虽然舟车劳顿，但是到酒店洗个澡或稍作休息，他就能继续精神抖擞地工作。

中国幅员辽阔，当乌苏里江边的太阳升起的时候，新疆还是满天星斗，二者地理位置一个是东九区，一个是东五区，横跨了5个时区。不同时区的人生物钟有所差别。小冯从北京到沿海城市，都在同一时区内，不存在时差，只要调整好旅途的疲惫就可以了。

2. 时差综合征

小冯30多岁时在工作中能够独当一面了。公司拓展新业务，他开始频繁北京飞纽约，到了纽约常常是午夜时分，小冯的生物钟还停留在北京的正午时分，他只能清醒地望着天花板，毫无睡意；第二天清晨十分疲惫，昏昏欲睡。刚开始他还能勉强支撑，后来情况越来越糟，出现晚上睡不着、白天心慌乏力、头昏头沉等种种不适，熬了1~2周才能完全调整好作息和身体状态。

飞机的速度要远快于人体生物钟调整的速度。跨时区飞行后，很多人表现出一系列生理节律紊乱的现象，如明显的疲惫感、夜晚失眠、白天昏沉，严重者还会出现头痛、心悸、恶心、厌食等症状，十分煎熬，这就是"时差综合征"。

3. 时差调整

深受时差之苦的小冯开始尝试做出调整，出发去纽约（向东飞行）前几天，最初每天早睡早起1~2小时，逐日递增（早睡能睡着殊为不易）；上飞机后，把手表调整成纽约时间，晚上登机少睡，白天登机多睡；到达后严格按纽约时间调整饮食作息。

调整生物钟的方法，可以用来调整时差。调整时差时间短，任务重，除了小冯的方法，还可以配合光照（东向飞行晨起光照，西向飞行傍晚光照；到达地点后东向飞行晨起避免光照，西向飞行傍晚避免光照）、三餐定时、控制体温等加强睡眠和觉醒的节奏。早餐时间固定，选择高蛋白食物，晚餐选择碳水化合物（主食）和蔬菜，白天适当锻炼，多喝水，这些方法也有助于调整时差。

4. 放松心态

随着纽约的业务日趋平稳，小冯又经常被派往伦敦（向西飞行）。小冯出发前几天，最初每天晚睡晚起1~2小时，逐日递增（晚睡相对容易得多）；上飞机后，把手表调成伦敦时间；到达后严格按照伦敦时间调整作息。在伦敦下着湿漉漉小雨的清晨，吃一顿营养丰富的早餐，整个人的感觉都好了。

经常海外出差的人除了要调整时差，还要放松心态。旅程的乏味和疲惫在所难免，积极的心态会让你充实振作。"读万卷书不如行万里路，行万里路不如阅人无数。"飞行前多在户外走走，飞行途中衣着舒适，避免单一坐姿，戴上降噪耳机，看书、看电影、听音乐……这些都是减压放松的好方法。

5. 应急调整

有几次工作任务紧急，小冯匆忙起飞，匆忙着陆，根本没有时间去规律调整时差，还要立即投身于工作。他只能在会场里喝咖啡提神，到了晚上，索性买了褪黑素吃下，希望能睡个好觉。

对于一边工作，一边饱受时差之苦的人，咖啡的确是一个较好的选择（要控制好量和时间，睡前8小时尽量不喝咖啡）。时差综合征表现严重的人，可以考虑服用小剂量半衰期短的镇静催眠药（安眠药）或者褪黑素来帮助调整。

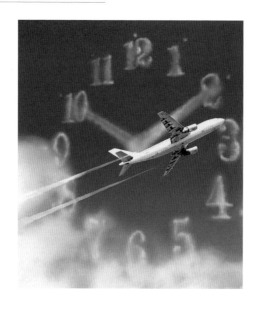

十、轮班工作与睡眠

现代社会的服务业、制造业以及部分政府部门等许多行业都需要在非主流时间进行工作（主流时间指朝九晚五），约1/5的上班族都在参与这种轮班工作方式。常见的有两班轮换（12小时换班）和三班轮换（8小时换班）。轮班对睡眠/生活的影响及其调整方法是许多上班族迫切需要了解的内容。

1. 轮班工作的护士

陈姐今年40多岁，做护士20多年，说起轮班工作她颇有感触。刚毕业那会，对"白夜下休"的工作方式（即第一天白班，第二天夜班，第三天下夜班，第四天休息）不当回事。下夜班后，或者宅在家里，或者约几个好友出去小聚，她活力满满，一点也不困，一点也不觉着累。

千百年来，人类已经习惯了日间活动。夜班是一种逆昼夜节律的工作方式，生物钟紊乱容易引发睡眠不足、注意力不集中等问题。工作是很难十全十美的，人可以尽量去调整，去平衡。像刚工作的陈姐这样"不知疲倦"可不是长久之计。

2. 轮班带来的不适

工作几年之后，陈姐渐渐有些力不从心：下夜班疲惫困倦，躺很久又睡不着，做别的事又没精神；休息日白天断断续续地睡，晚上却睡不着；无论白班还是夜班，陈姐总觉得累，有时恍恍惚惚，生怕发错药、做错事。

当辛苦成为习惯时，我们更要注重调整生活，维护健康。无论怎样的排班方式（小夜、大夜、间隔夜；顺时针轮班、逆时针轮班；快速轮班、慢速轮班等），有2种调整生物钟的方式：随轮班调整生物钟和尽量固定生物钟。结合自身实际情况，陈姐选择尽量固定生物钟（每天固定夜间12点到早晨6点睡眠，夜班以熬夜形式对待）。

3. 调整作息方式

陈姐终于下定决心改变作息方式。白班、下夜班和休息日都要维持夜间12点到早晨6点睡眠，有条件的话午睡半小时；夜班当日下午可以补眠2~3小时，下夜班当日上午可以补眠3~4小时。经过几个月的调整，陈姐的睡眠情况和工作状态都有了很大改善。

尽量选择夜间一段固定时间睡眠来稳定生物钟，维持白天活动的作息方式，这在轮班工作中至关重要。一定要重视光对生物钟的重要影响，下夜班戴上墨镜，回到家中拉上窗帘，安静地睡上几个小时（可以借助耳塞、眼罩）；中午晒晒太阳，开启正常的白天活动。夜班期间可以利用明亮的工作照明、咖啡、茶等来维持清醒的工作状态（提神饮品尽量放在夜班前半段，以免影响下夜班后的上午补眠）。如需紧急调整睡眠或觉醒状态，可以遵医嘱选择服用褪黑素、安眠药或促觉醒药物。

4. 注重饮食，爱护身体

有段时间上夜班的时候，陈姐望着空空荡荡的病房走廊，"众人皆睡我独醒"，难免会感到孤独和寂寞。她特别喜欢吃油炸、辛辣食物以及甜品和零食，总觉得这样才能补偿自己一夜的辛劳。

熬夜伤胃，"胃不和则卧不安"。熬夜期间尤其要注重饮食调整，三餐按时吃，多补充优质蛋白，晚餐吃些容易消化的食物，夜班多饮水，加餐以清淡为主。推荐轮班工作的人每天适度运动，以平衡身体的状态。

5. 评估轮班适应能力

做护士的第6年，陈姐结婚生子，她和家人就护士职业深入地谈了一次，取得了家人对轮班工作的理解和支持。陈姐有一位好姐妹，极其不能适应夜班工作，最后选择去幼儿园做保健护士，从此规律上下班，不用再熬夜。

轮班是一种比较特殊的工作方式，应该综合年龄、家庭情况、自身身体状况和轮班工作的负荷来评估是否适合自己。轮班工作者要注意调整和放松心态。随着制造业中自动化水平的提升，我们有理由期待科技的进步给更多的轮班工作"减负"。

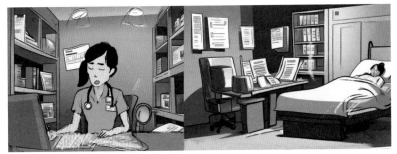

插图：尤雅民

SLEEP

第二章

睡眠内容

一、睡眠体验

从古至今，人们在醒着的时候不断追问睡觉是怎么一回事？是人生的补品，还是演化而来的"正餐"？梦是宣泄还是预示，抑或是潜意识的呈现？让我们先从睡眠的体验开始，去看一看睡眠究竟是怎么一回事。

1. 睡和醒在一念之间

褚老一直在政府机关工作，业余爱好广泛，在一些领域造诣颇深。退休之后，老朋友聚在一起，谈到睡眠的话题时，褚老就会说："一念成佛，一念成魔。到我这里，安静的环境，舒服的床，找个舒服的姿势，瞬间就睡着了，意识的开关关上了；早晨也是倏忽之间，意识的开关打开，新的一天又开始了。"

作为睡眠的主体，我们经历着自然发生的、暂时的意识中断，可以被叫醒或自然醒来。旁边的人，可以看到睡眠者闭着眼睛，身体活动减少，对外部刺激反应减弱。中医讲："阳气尽则卧，阴气尽则寤。"睡眠是一种奇妙的状态，几乎所有物种都有睡眠。

2. 醒来神清气爽还是昏昏沉沉？

早年工作时，上级单位派一个大任务给褚老，那段时间褚老白天开会研讨，晚上撰写方案，天天熬夜加班。褚老睡眠缺乏，早起感觉头昏脑涨，白天工作要靠喝茶来提神。一直忙到任务结束，终于回归到正常作息，褚老每天睡得香甜，早起感到神清气爽，精神抖擞。

每个人每一天都有一定的睡眠需求。1963年，17岁的高中学生 Randy Gardner维持了264.4小时的清醒状态，创造不睡觉吉尼斯世界纪录（此后叫停此类挑战）。实验过程中，他的知觉、专注力、记忆力、情绪状态、行为等都受到影响，后来甚至出现幻觉。<u>主动或者被动的睡眠不足（熬夜或失眠）都会对醒时的状态产生方方面面的影响。</u>

3. 夜间失眠和白天开会睡着

褚老的一位下属小王在工作压力大的时候，夜间即使在温暖舒适的卧室里也翻来覆去睡不着，数数、数羊都不管用，白天在会议室开会时坐着就能打瞌睡。褚老教他晚上睡觉前想着童年一幅温馨快乐的画面，这个方法还真是有效，小王想着想着就睡着了。

<u>睡眠的缺失会导致白天的困倦，补眠也要讲究时间、地点、数量和方法。</u>尽量选择不影响工作的午休或周末时间，时间不要超过2小时。当然，白天补眠不如夜间睡饱、睡好。褚老的睡前放松方法，您也可以尝试一下。

4. 有梦和无梦

褚老的女儿总认为自己的身材不够完美，试过好多减肥方法。有段时间节食过度，她夜间总有些奇奇怪怪的梦境。对比以前一夜无梦的睡眠，她立刻终止节食计划，转而尝试运动减重了。

从"日有所思，夜有所梦"到科幻大片《盗梦空间》，从"庄周梦蝶"到弗洛伊德《梦的解析》，<u>人类以极大的热情探索着睡眠中的梦境，而且未来还会继续……</u>临床上我们见到太多由减肥引发的包括多梦在内的种种不适，因此建议以平衡之道来对待减肥，切不可过激、过急。

5. 健康卫士和疾病良药?

褚老的爱人笃信"睡眠治愈一切"。在她看来，没有什么事情是"睡上一觉"解决不了的；如果有，那就睡上两觉。女儿感冒，叮嘱喝水、睡觉；女儿减肥，叮嘱多多睡觉；女儿失恋，叮嘱白天多做事，累了睡大觉。

睡眠确实是维护健康的重要一环，近年的科学研究也从多方面支持睡眠调整和睡眠疗愈的作用。请相信，睡眠不是万能的，但是没有睡眠却是万万不能的。

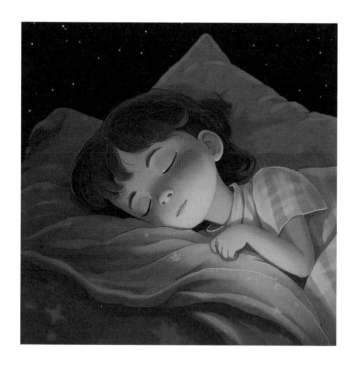

二、神奇的脑电波

现代科技不断揭示大脑的奥秘，其中脑电波的发现和记录成为20世纪30年代的重大进步。让我们跟随医学生小卫的脚步，去探索脑电波，进而揭开睡眠的冰山一角，在令人惊叹并且有规可循的睡眠面前，相信自己的本能，减轻对失眠的焦虑。

1. 什么是脑电波

小卫读医科大学的时候，越学越感叹人体的复杂和精密。作为人体的"司令部"，大脑重量仅为人体总重量的2%，但耗氧量却占全身耗氧量的20%～30%；大脑有着神奇的信息处理能力（执行人的想法等），这依赖于脑细胞内部和细胞之间的化学递质和电信号的帮忙。大脑的一切都令小卫着迷。

还记得中学时代"青蛙实验"证实的"生物电"吗？医学中广泛应用心电图、脑电图、肌电图等检测生物电的方法来协助诊治疾病。其中，脑电图记录着脑细胞的电活动情况。对于脑电波，睡眠专家Matthew Walker教授有着形象的比喻：一个个脑细胞好似一个超大型体育场的所有观众，脑细胞处理着多种信息的过程，好似体育场观众坐在不同的位置互相谈论着不同的事情，脑电波的记录电极好似一个个挂在体育场上方不同位置的麦克风，采集着它们的对话（电信号），进而形成脑电波。

2. 脑电波的类型

小卫第一次来到脑电图室实习，看到患者头皮上固定着许多个记录电极，连着一根根导线，另一端的电脑上显示着一条条略微杂乱的波形。他想起1924年德国学者Hans Berger第一次记录了人类脑电信号，演示了不同类型的脑电波。其后仅仅一百年的时间，脑科学就发生了翻天覆地的变化。

脑电波根据频率（1秒内包含重复脑波的数量，单位Hz）不同主要分为：α波（8~13 Hz，见于平静放松状态）、β波（13 Hz以上，见于紧张、专注和运动状态）、θ波（4~7 Hz，见于渐睡状态）和δ波（小于4 Hz，见于深睡眠）。

3. 基于脑电波的睡眠分期

出于对脑科学和睡眠科学的热爱，小卫考取了睡眠医学专业的研究生。他逐渐理解了睡眠并不是简单的意识缺失，而是精准调控的动态过程，有着复杂的生理变化和重要功能。记录脑电波则是睡眠研究的重要一环。

清醒安静状态时，α波占主导。根据脑电波和生理状态，睡眠分为两种时段：非快速眼动（non-rapid eye movement，NREM）睡眠期和快速眼动（rapid eye movement，REM）睡眠期。非快速眼动睡眠期按睡眠由浅至深分为4个阶段：Ⅰ期（入睡期）、Ⅱ期［浅睡眠期；这一期脑电中出现纺锤波（频率为12~14 Hz，波幅形似纺锤）和K-综合波］、Ⅲ期和Ⅳ期（深睡眠期；脑电波频率渐渐变慢，最终δ波占主导）。Ⅲ期和Ⅳ期又称为慢波睡眠。

4. 独特的快速眼动睡眠期

小卫对快速眼动睡眠期兴趣浓厚，这一期的脑电波同清醒并且专注时的脑电波类似，又称快波睡眠。这时大脑很活跃，眼球在眼皮下面快速运动，但四肢和躯干的肌肉最为松弛，几乎完全不能活动。

快速眼动睡眠期相当独特，多数梦都发生在这一期，而且梦境生动。在快速眼动睡眠期醒来，有时可以记得这些梦，回味梦境时也更充分。在这一期，大脑麻痹了身体，你才能安全地做梦，不会随梦境挥拳和奔跑。

5. 睡眠时的全身改变

小卫在睡眠医学中心接触到多导睡眠监测技术（PSG，综合采集并分析睡眠中脑电图、眼动电图、肌电图、胸腹呼吸等多种指标的检查），发现各睡眠分期并不是完全依次进行，并且脑电波往往是渐进变化、重叠交错、有所侧重的。

睡眠分期是为了研究方便而人为划分的，但非快速眼动睡眠期和快速眼动睡眠期确实还有着相应的全身改变：非快速眼动睡眠期表现为全身代谢减慢，呼吸平稳，心率减慢，血压下降等；快速眼动睡眠期表现为呼吸浅快而且不规则，心率增快，血压波动等。

人类主要脑电波

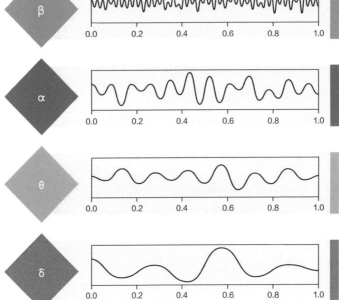

三、睡眠周期

我们每一天都在清醒期、非快速眼动睡眠期和快速眼动睡眠期三者之间转换，但这并不是随心所欲的，而是有规可循。让我们把握规律，进而提升睡眠质量。

1. 睡眠周期

小蒋是睡眠医学的研究生，学习到夜间睡眠知识点时，他了解到：非快速眼动睡眠期和快速眼动睡眠期交替出现，周而复始，循环一次为一个睡眠周期，成人每晚会有4~6个睡眠周期（每个睡眠周期大约持续90分钟）。他不禁有些迷惑，两个睡眠期这样来回转换，真的好吗？

睡眠周期是生物节律的一种，演化成如此特殊的循环模式，让睡眠研究者们吃惊不小。每个睡眠周期中，非快速眼动睡眠期和快速眼动睡眠期的时间比例也在变化：前半夜睡眠周期以非快速眼动睡眠期为主，后半夜睡眠周期以快速眼动睡眠期为主。整体来讲，从睡到醒，深睡眠逐渐减少，快速眼动睡眠期逐渐延长。

2. R90睡眠法？

小蒋听说目前流行"R90睡眠法"（以起床时间为准，按1个睡眠周期90分钟倒推上床时间，计算每夜能睡几个睡眠周期，提高睡眠时间利用率，以期达到最佳睡眠效果）。有个机会让他尝试了一次R90睡眠法：一次值夜班，后半夜2点半才上床，刚巧4点被叫醒抢救患者，小蒋起床后并无混沌飘忽感，还倍感清醒。

只是到了上午9点，小蒋再也抗不住困意，倒头就睡。

R90理论是由英国Nick Littlehales教授提出的、备受争议的一种睡眠方法。反对者认为即使在同一夜晚，各个睡眠周期时长也不尽相同，以90分钟作为标尺有些不妥。实际上，对于睡眠，对于大脑，我们所了解的也只是沧海一粟。如果想省时高效，R90或可一试；但如果想从根本上解决失眠问题，用R90法还远远不够……

3. 各期占比

小蒋深入探究睡眠周期，了解到人的不同年龄阶段，睡眠周期不尽相同：初生婴儿的清醒期、非快速眼动睡眠期和快速眼动睡眠期各占1/3，一个睡眠周期60～70分钟，后来随年龄增长，睡眠周期逐渐延长到90分钟左右。正常成人Ⅰ期睡眠占总睡眠时间的2%～5%，Ⅱ期占总睡眠时间的45%～55%，慢波睡眠（Ⅲ期和Ⅳ期）占13%～23%，快速眼动睡眠期占20%～25%，觉醒占比小于5%（非快速眼动睡眠期包括Ⅰ期、Ⅱ期、Ⅲ期和Ⅳ期四个阶段）。

确实如此，睡眠总时间和慢波睡眠都随年龄增长而减少，老年人慢波睡眠时间渐渐减少，Ⅰ期和Ⅱ期睡眠占据大部分时间，夜间醒来次数增加（睡眠片段化），健康老年人的快速眼动睡眠期往往比较稳定。

4. 影响因素

小蒋继续拓展睡眠周期的相关知识，了解到除年龄以外，睡眠剥夺、疾病、药物、体温、睡眠环境等对睡眠周期都有一定影响。

　　每次睡眠周期中各期不一定全都出现，并且还会受到多种因素的影响。睡眠剥夺后再睡眠时，先是慢波睡眠增多，接着快速眼动睡眠反弹。陌生环境可能导致总睡眠时间减少，醒来次数增多，快速眼动睡眠期出现晚，慢波睡眠和快速眼动睡眠期时间缩短，Ⅰ期睡眠时间增加。苯二氮䓬类药物（如地西泮）主要抑制慢波睡眠。

5. 黄金90分钟

　　小蒋在书中看到一种观点：睡眠质量取决于第一个睡眠周期的质量，在最初的90分钟里不被打断，有一个良好的深度睡眠，就能够实现最佳睡眠。睡眠最初的90分钟是"黄金90分钟"。真的是这样吗？

　　这是西野精治教授提出的观点。的确，在第一个睡眠周期里慢波睡眠占主导，是整夜睡眠中最为深度睡眠的一个周期，快速眼动睡眠期通常出现在入睡后70～90分钟。尽管慢波睡眠和快速眼动睡眠各有作用，但如果能够保证最初的90分钟好眠，为什么不做呢？

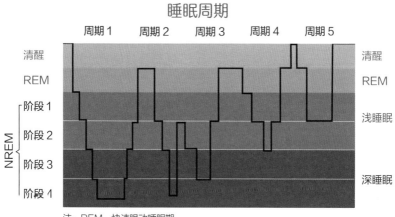

注：REM：快速眼动睡眠期
　　NREM：非快速眼动睡眠期

四、主观睡眠指标

民以食为天。曾几何时，人们见面打招呼时说："您吃了吗?"现在更多人关心睡眠，"命以睡为先"。可能逐渐地，人们倾向于这样问候："您睡得好吗?""睡得好不好"都包括哪些含义呢?

1. 入睡潜伏期和睡眠时长

沈女士是一位年轻的大学教师，平时的教学和科研任务重、压力大。沈女士来到睡眠门诊，说她半年以来睡不着，最开始还能隔几天睡个好觉，后来几乎天天都睡不好，情况越来越糟。

"睡得好不好"包括睡眠的"质"、睡眠的"量"和每个人的主观体验。医生问沈女士：①一般上床后需要多长时间才能睡着（入睡潜伏期，正常不超过30分钟）?②每天晚上一共能睡几小时（睡眠时长）?

2. 睡眠效率

沈女士说她自从睡不好，每晚都很紧张，晚上9点就早早上床，希望有困意的时候赶紧睡着。想法很美好，现实却很骨感。她一般都得熬到半夜12点，断断续续地睡到早上5点就醒来，努力接着睡却再也睡不着了，然后7点就要起床上班。

医生告诉沈女士：她从半夜12点睡着到早上5点醒来，睡眠时长一共5小时，从晚上9点上床到早上7点起床，在床上的时间一共10小时，这就可以算出一个重要指标，即睡眠效率=睡眠时长/在床时长×

100%。沈女士的睡眠效率仅有5/10×100%=50%，这远低于她应有的正常睡眠效率（85%以上）。

3. 眠浅

沈女士对自己的睡眠问题非常苦恼，抱怨每天不只睡得少，还睡得浅，睡得不踏实，有点声音就醒，天刚蒙蒙亮，卧室里略微亮一点点，她就再也睡不着了。

医生对沈女士讲，正常情况下慢波睡眠（非快速眼动睡眠阶段的Ⅲ期和Ⅳ期）占总睡眠时长的13%～23%，这一阶段睡得深，睡得香，不容易被叫醒或吵醒。睡得浅往往意味着慢波睡眠减少。

4. 梦多

沈女士还讲，每当她恍惚睡着，就开始做梦，梦境纷乱又奇特，早起后什么也回忆不起来，只是觉得很累，很疲惫，似乎大脑一夜都在做梦……

医生告诉沈女士，非快速眼动睡眠期和快速眼动睡眠期都可以有梦，但往往只有快速眼动睡眠期的梦才会被清晰记得。睡眠不好的人多梦是很常见的现象，他们会觉得：这一夜，大脑一刻不得闲……

5. 日间功能损害

沈女士叹了口气说，晚上睡得不好，直接影响她白天的状态：早上醒来头昏昏沉沉，白天全身乏力，头昏、心慌、脾气急躁，有时注意力难以集中，工作效率不高。

　　医生点点头说，睡眠差很可能会影响白天的状态，沈女士的表现很典型。但也有晚上睡得少、睡不好，白天却一切如常的人。所以说，在判断"睡得好不好"时，还需要综合分析各种指标和主观体验。总体来说，睡眠好，不仅包括足够的量（时间），还包括好的质（深睡眠），而且第二天精力充沛。

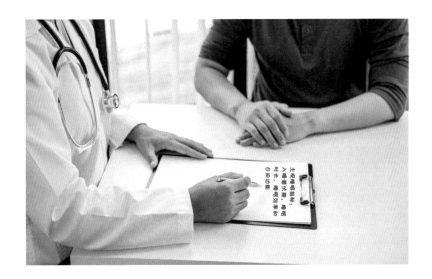

五、客观睡眠指标

睡得好不好，不能只看主观感受，我们还需了解睡眠的客观指标。多导睡眠监测（polysomnography，PSG）是一种客观、全方位、标准化的睡眠监测方法，内容涵盖睡眠时的脑电、眼动、肌电、呼吸、血氧饱和度、心电、肢体动作、体位等多项指标。让我们走进睡眠中心，感受多导睡眠监测带给我们哪些信息。

1. 首夜效应

小韩是睡眠医学专业一年级研究生，刚好有一项睡眠课题招募正常对照组受试者，要做PSG。晚上6点，小韩来到睡眠中心，看着正在给自己头上放电极的睡眠技师，颇有些忐忑地说："我连着这么多导线，像个天线宝宝，这样我还能睡着吗？"

技师笑了笑说："PSG看起来复杂，对人却没有伤害。好多人和你一样，担心到睡眠中心陌生的环境，又戴着这么多监测设备，能不能睡得着？实际上大部分人都可以睡着，'首夜睡不好'并不明显，甚至有一少部分人比在家里睡得还要好。有些睡眠中心可以连续监测2晚PSG，来避免首夜效应的影响。"

2. 监测基本数据

小韩意识到除了简单的脑电极，技师还在双侧眼角、下颌分别安装了电极。禁不住又问道："咱们这是为了采集脑电、眼动和肌电信号对吗？为的是睡眠分期？"

技师点了点头说："确实如此，综合这三种信号进行睡眠分期之后，会得到一些基本数据：记录时间、在床时间、睡眠时间、睡眠效率、入睡潜伏期、快速眼动睡眠潜伏期、清醒次数等。还有整体睡眠周期、睡眠各期时长、睡眠各期占比，各期包括W期（清醒期）、N1期（非快速眼动睡眠期Ⅰ期）、N2期（非快速眼动睡眠期Ⅱ期）、N3期（非快速眼动睡眠期Ⅲ期和Ⅳ期）和R期（快速眼动睡眠期）。"

3. 夜间呼吸监测

小韩戴上口鼻气流探测器，胸带、腹带和体位传感器，脉氧传感器和鼾声传感器，顿时觉着自己都不会呼吸了，过了好一会才适应。

技师赶紧说：放松放松，别紧张，这是夜间的呼吸监测，监测呼吸暂停、低通气、呼吸努力和血氧饱和度等情况，其中最为关键的是呼吸暂停低通气指数（apnea-hyponea index，AHI），正常值小于5次/小时；同时关注夜间的血氧饱和度情况。

4. 其他多种监测

技师给小韩贴上两个简单的心电电极贴片监测心率，在双腿上贴电极监测腿动。这时，小韩忽然想起宿舍一位同学睡着后经常动腿，就问技师："是不是这位同学应该到睡眠中心来做PSG？"

技师说："可以的，PSG还可以监测夜间心电、血压、腿动情况、微觉醒等。建议你的同学先去看医生，医生会结合实际情况决定是否做PSG检查。PSG在监测睡眠方面虽然最可靠、最有效，但疾病的诊断要根据临床表现、查体和检查来综合分析。比如失眠，就不能单纯依靠PSG来诊断。"

5. PSG判读

小韩知道一夜监测之后，复杂而多样的数据会传到睡眠中心的分析室，他问道："听说有几款软件可以判读多导睡眠监测结果，咱们也在用吗?"

　　技师立刻说:"有是有的,只是不能全部依靠它。我在判读的时候,软件会帮忙辅助分析。小伙子,<u>人脑的运作,简直不要太完美。</u>尽管人工智能有它的优势,但目前还不能取代我读数据图出报告的工作,等过几年我退休的时候可就不好说喽。PSG需要专业设备、专业人员、在专业的环境下进行。"

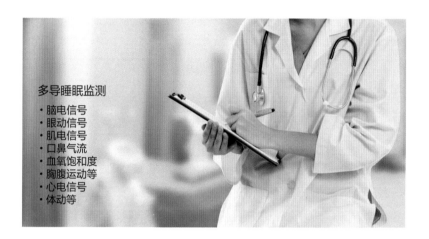

多导睡眠监测
- 脑电信号
- 眼动信号
- 肌电信号
- 口鼻气流
- 血氧饱和度
- 胸腹运动等
- 心电信号
- 体动等

六、便携式睡眠监测

当代年轻人有三大痛点：失眠、脱发和肥胖，其中失眠高居榜首。监测评估睡眠情况的需求日益强烈，由于到医院做PSG检查的种种不便，各种便携式睡眠监测设备应运而生，患者居家监测成为可能。让我们走进睡眠医学年度学术大会，听听会议期间小朱和他导师的对话。

1. 可穿戴技术——科技监测睡眠

小朱是睡眠医学研究生，研究方向是监测睡眠的可穿戴技术，他和导师一起来到会场，一场场学术讲座听下来，意犹未尽，中午和导师聊到可穿戴技术的昨天、今天和明天。

导师说："为了能精准地监测居家自然的睡眠状态，便携式睡眠监测技术历经30余年的发展，不断完善行业标准。可穿戴技术应用于睡眠领域，为自然环境下（非睡眠中心）的睡眠监测提供了新的思路和可能。这些轻便小巧，炫酷时尚的可穿戴设备（智能眼镜、智能手环、智能手表等）不仅仅是硬件设备，还可以通过信息技术实现数据交互等强大功能。"

2. 数据准确性——精准记录睡眠

小朱说："我一直在看便携式设备监测睡眠的文献，咱们常用的Actigraph（体动仪，形似腕表）通过三轴加速仪（加速度仪、陀螺仪和磁强计）采集生理信号，转换为数字信号输出，其区分的睡眠状态和觉醒状态还是会有误判的概率。"

导师点点头："保证便携式设备采集数据的准确性是重中之重，

基于这些精准数据，人工智能深度学习，运用算法得出结论，才能与真实临床诊疗过程相结合。每一种监测设备应用于睡眠临床之前，均需要与PSG进行对比，以确认其数据的准确性。"

3. 用户体验——科学解读数据

小朱接着说："我昨晚同时用手机睡眠管理APP和智能手环监测睡眠状态，两者数据差别还挺大；监测结果说我有深睡眠不足，看得我都郁闷了，不知道该怎么睡觉了。"

导师说："监测数据的解读很关键，解读不当和过度关注容易引发不安、焦虑、郁闷等情绪不适和躯体症状。这一点很多医生都有同感，便携式监测设备可以提醒用户关注睡眠情况，这是好的一面；但睡得好不好首先是自己身体的体验，其次是正确解读数据。是否需要睡眠调整，应由专业医师基于多方面情况综合决定。"

4. 基于数据的干预——科技改善睡眠

小朱松了口气说："这次会议提出通过智慧数字处方，制订睡眠改善方案，为患者端、医院端提供全流程的健康睡眠管理系统，愿景真的很美好。记得2015年苹果公司春季发布会上推出了全新的医疗应用ResearchKit，首都医科大学宣武医院参与了其中帕金森病的研究项目。"

导师说："2020年美国食品和药品管理局批准Pear Therapeutics公司的一款数字处方Somryst，用来治疗22岁及以上慢性失眠患者。Somryst主要是基于患者数据，用算法驱动认知行为治疗（cognitive behavioral therapy，CBT）来改善患者失眠症状。这和苹果公司的项目类似，它们延展了医疗的地点，解放了医生资源，扩展了医疗服务的方式，衍生出'移动医疗'这一新模式。"

5. 医疗模式变革——科技创造未来

小朱很好奇："老师，移动医疗的地点可以不局限于医院，是不是时间也可以向疾病前推进？记得扁鹊说过：上医治未病。移动医疗是不是在未病先防、个体化监测和预警这方面也可以有所作为？"

导师说："你讲得很好，<u>可穿戴技术推动着医疗模式的变革。</u>随着人工智能、物联网、云计算、5G等技术的发展，以患者为中心的远程居家'智慧医疗'模式值得期待。智能调节睡眠环境的温度和光线、便携式监测设备精准采集睡眠数据、线上咨询医生、远程会诊、个体化健康教育和指导，好眠的脚步越来越近，越来越温柔……"

科技让智能生活成为可能，便携式监测设备的应用提醒大众重视睡眠健康，个体化科学地解读睡眠数据是重中之重；从失眠的治疗层面来讲，无论现在还是未来，认知行为疗法都值得你拥有。

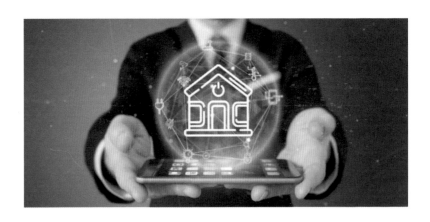

七、褪黑素与睡眠

睡眠看似安静平和，其机制却颇为复杂，身体的许多部分都参与其中。褪黑素是大脑分泌的一种重要神经递质，与睡眠有着密切关系。

1. 大脑调节睡眠

小秦是医科大学的大一新生，对医学懵懂又好奇。小秦认为，调控睡眠的任务当然是由人体的司令部——大脑——来完成。

睡眠和觉醒确实由大脑的不同部位来促发（脑干、下丘脑等），由昼夜节律[内在节律中枢位于下丘脑视交叉上核（suprachiasmatic nucleus，SCN）]和稳态系统参与调节，是许多因素动态平衡的结果。内源性睡眠物质如褪黑素、腺苷等在睡眠调节中发挥重要作用。

2. 褪黑素是一种激素

小秦明白：对睡眠机制研究得越深入，治疗靶点就有越多选择。由于有家人吃褪黑素助眠，小秦查阅相关资料，吃惊地发现原来褪黑素是一种激素。

褪黑素是一种主要由大脑松果体合成和分泌的内源性激素，作用于人体许多部位，功能相当广泛，包括促进睡眠、调节昼夜节律、抗炎抗氧化，以及促进神经发育、免疫调节、生殖调节、延缓衰老等。许多动植物也能合成褪黑素。

3. 褪黑素应用于老人

在小秦的印象中，激素能做很多事，而且每一件都不简单。今年70多岁的小秦奶奶，夜间睡不好，听说褪黑素是流行的助眠保健品，就从网上买来吃，似乎有些效果。

人体褪黑素的合成与分泌受光的调节。夜间黑暗情况下，褪黑素分泌旺盛，身体进入睡眠状态，凌晨4点左右达高峰；白天光照充足的时候，褪黑素分泌降低，呈现24小时节律变化。纵观人的一生，褪黑素在人的青年时期分泌量达到高峰，35岁以后褪黑素分泌量逐渐减少。所以老年人睡眠不好，服用褪黑素或可有效。国外有推荐2 mg褪黑素缓释剂用于55岁以上原发性失眠患者的短期治疗。

4. 褪黑素应用于昼夜节律紊乱者

小秦的姐姐是一位医生，平时值夜班。她昼夜节律紊乱睡不着的时候，时常口服褪黑素助眠。她了解到美国食品和药品管理局认为褪黑素可以用作普通的膳食补充剂，于是她有"一千个放心的理由"，吃起了褪黑素。

外源性褪黑素和光照都可以调整昼夜节律，所以褪黑素可以用于轮班工作者、倒时差人士和其他睡眠觉醒节律紊乱者。应用褪黑素时要注意剂量（保守推荐每次0.3~6 mg），服用时间（遵循内源性褪黑素的自然分泌时间，睡前1~2小时服用）和失眠原因（限于上述老年人和睡眠觉醒节律紊乱者）。对于普通失眠人群，学术界普遍认为褪黑素的临床应用证据不足，不推荐常规使用。

5. 合理使用褪黑素

小秦发现最近的睡眠保健品风向略转，有些产品甚至以"不含褪黑素"作为宣传重点。小秦认为这可能与褪黑素的副作用有关，查到服用褪黑素常见的副作用有头痛、鼻咽炎、背部疼痛、关节痛、恶心、头晕、情绪波动、困倦、疲劳、影响生育等。而且褪黑素与阿司匹林相互作用，有可能影响二者疗效；对于有凝血障碍、抑郁症、癫病、器官移植人群、免疫系统疾病、心血管疾病人群以及12岁以下儿童、孕妇、哺乳期女性、肝肾疾病者尤其不建议服用褪黑素。

任何药物和保健品的应用都是在疗效和副作用之间寻求平衡，尽可能扩大获益，降低副作用。截至目前，短时间、小剂量服用褪黑素相对安全。长期口服褪黑素，可能对正常内源性褪黑素的分泌产生不良影响。随着褪黑素循证医学证据的积累，希望它带给我们的是惊喜，千万不要是惊吓。

市场上的褪黑素多是保健品类，但褪黑素能类药物（包括褪黑素受体激动剂等）则属于药物范畴，要遵医嘱服用；治疗某些特殊疾病［如快速眼动睡眠行为障碍（rapid eye movement sleep behavior disorder，RBD）］时，也要遵医嘱服用褪黑素。

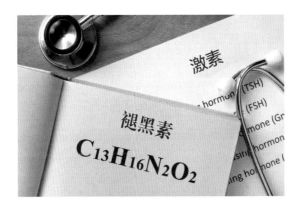

八、腺苷与睡眠

俗话说：春困秋乏夏打盹，睡不醒的冬三月。一年四季的困意从何而来？为什么工作时犯困？想睡时却无眠？

1. 腺苷累积，困意渐起

小尤是一位精明干练的职业女性，年轻时一到晚上10点，困得眼睛几乎睁不开，万事都要给睡眠让路，必须上床睡觉。加班的工作宁可早起，也不能熬夜。

睡眠-觉醒调控的过程相当复杂，目前认为在清醒时段，体内腺苷越积越多，睡眠压力越来越大，人就越来越困；睡眠时段，腺苷逐步被清除，人才会从睡眠中醒来。<u>腺苷参与睡眠稳态系统的平衡过程，是体内促进睡眠的内源性物质之一。</u>

2. 熬夜过点，再难入睡

偶尔几次晚上要连线国际会议，小尤忙到后半夜1点多，又困又乏，认为自己肯定一上床就睡着，但是上床后越来越精神，困意不知道都去哪了，一夜没睡。

前文提到，睡眠和觉醒由昼夜节律和稳态系统共同调节。白天腺苷逐渐累积，熬夜时腺苷确实越积越多，但叠加昼夜节律作用，二者共同决定困意的波动。过了凌晨的某个时段（大量腺苷和昼夜节律清醒度低点共同作用，困意达到最高峰），此后虽然腺苷渐渐增多，但昼夜节律清醒度渐渐升高，困意越来越弱，再想睡着就难了（每个人情况略有不同）。

3. 熬夜之后，伤身伤神

小尤每次熬夜的第二天下午和晚上的专注力下降，非常容易困倦、疲惫，似乎分分钟都能倒头就睡，熬夜之后睡的时间更长，似乎也睡得更好。小尤联想到她姐姐失眠，姐姐常常说："每当有几天睡不好，接着总会有一天睡得香甜，周而复始，真是没脾气又没办法。"

熬夜之后腺苷累积更多，当困意再次袭来，保持清醒真的很难。睡眠反弹是睡眠调节的必然。华大基因CEO尹烨先生在一次访谈中提到，胰岛素精准调控人体血糖，如果人常年摄入过多糖，长期不按"人体说明书"使用，让胰岛素超负荷运转，就会出现问题（糖尿病等）。睡眠也是如此，<u>按人体规律进行睡眠至关重要</u>。

4. 咖啡因解困，咖啡因提神

小尤每天下午都会有些困倦，遇上开会等重要事情，或者是熬夜之后精神萎靡，就喝咖啡提神，一杯咖啡在手，精气神全有。从开始的偶尔喝，到咖啡不离手，小尤只用了短短几年时间就形成喝咖啡的习惯。

<u>咖啡里的咖啡因和腺苷结构类似，抢先一步和腺苷受体结合，阻断腺苷发挥作用，快速让人消困解乏，精神抖擞，做事专注、高效。</u>当今世界三大无酒精饮料（咖啡、茶和可可）中都或多或少地含有咖啡因（含量与种类、制作方法、冲泡方式等因素有关）。

5. 适合、适度、适时

　　小尤有一位闺蜜，常常听小尤说起咖啡的种种好处：抗氧化、瘦身、促消化、降低某些疾病的风险……她也忍不住喝上几口，不一会儿就头晕、心悸，当天晚上一夜无眠，后来这位闺蜜再也不敢碰咖啡了。

　　每个人的个体差异很大，"甲之蜜糖，乙之砒霜"，适合自己的才是最好的。尽管咖啡自带提神醒脑、味道香醇、雅致情怀以及社交等功能，<u>也要适度饮用。专家建议正常成年人每天咖啡因摄入量不应超过400 mg（普通咖啡4杯左右）；而且中午12点之后不建议喝含有咖啡因的饮品（体内清除一半咖啡因的时间为5～7小时），以免影响睡眠。随着年龄增长，人体清除咖啡因的能力减弱，因此喝咖啡更应适时、适度。</u>

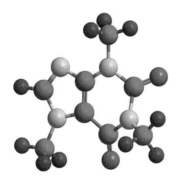
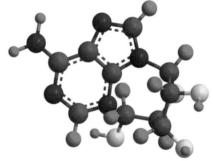

咖啡因的分子结构　　　　　　　腺苷的分子结构

九、神奇的梦

"夜阑卧听风吹雨，铁马冰河入梦来。"日有所思，夜有所梦。从周公解梦到弗洛伊德《梦的解析》，人类对梦的探寻从未停止。

1. 梦是什么？

新年家庭聚会，聊到做梦的话题，许阿姨问做医生的外甥："晚上究竟是做梦好，还是一夜无梦好？"外甥说："梦是您有我有全都有的睡眠经历，每个人每晚都会做梦，只是有的人记得，有的人不记得。"

睡眠有助于恢复体力和精力，达尔文的进化论令我们相信梦是睡眠不可或缺的一部分。梦是睡眠状态下，内在产生的感官、认知和情感体验，其本身是一种无害的主观想象经历。正常人平均每晚做4~6个梦（或者更多），却只记得醒来前的最后一个梦。每个人的梦都是独特的，或记得、或不记得，做梦都是睡眠的一部分。

2. 连续的梦？

许阿姨想想最近做的梦，疑惑地问外甥："我有时做的梦就像连续剧一样，梦中醒来，再睡还能接着前面的情节继续做梦，难道我是超常人类吗？"

这并不奇怪，现代科学能够探究做梦期间大脑各个部位的改变，半梦半醒间，大脑的状态还在继续，睡眠姿势不变，再次回到梦中的时候，就有可能继续刚刚的梦境。

3. 梦的解析

许阿姨继续和外甥聊："做学生的时候，我就听过一本非常深奥的书叫《梦的解析》，你有看过吗？真的和周公解梦一样，能解释梦的含义吗？"

奥地利心理学家弗洛伊德在《梦的解析》一书中，运用精神分析理论探究梦，认为梦是人潜意识的呈现，是愿望的满足。他将梦从神谕中带出，开启了心理分析和心理治疗的新阶段。梦的科学研究还在继续，梦的科学阐释相当令人期待。

4. 多梦

许阿姨叹了口气，说："我最近晚上梦特别多，一个接一个，一直没有停下来，非常疲倦，早上起来头昏昏沉沉，睡得一点也不好，白天精力不足，反应迟钝。"外甥说："您这是对梦的体验和感觉增强了。"

多梦是指睡眠不实，睡眠中梦境纷纷扰扰，第二天感到头昏沉、身体疲倦。这种浅眠梦多往往与睡眠中多次微小觉醒相关。中医则认为与外邪侵入、脏腑功能失调、情志干扰等因素有关，调理心肝气血是治疗的重点。

5. 无梦

许阿姨接着对外甥说："你姨父睡觉特踏实，刚一上床，呼噜声就响起，有时候能停一会，很快呼噜声再起，他常说没做过梦，可第二天还是感到头昏昏沉沉的。"外甥立刻说："姨父这种情况得去医院，查查是不是病。"

夜间经常憋醒的人往往会认为自己很少做梦或者干脆无梦，这就需要到医院检查是否患有睡眠呼吸暂停综合征，并及时治疗，有助于避免相关并发症。

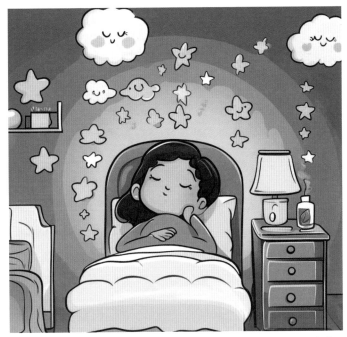

插图：尤雅民

十、梦的探究

柏拉图说：梦是人类日常生活的继续，梦是创造的源泉。让我们从梦的表象继续探究梦的奥秘。

1. 梦与创造性

小何大学毕业后从事钟爱的科研工作，对于化学家凯库勒在蛇梦的启示下发现苯环结构、门捷列夫在梦中浮现化学元素周期表的故事耳熟能详。每当实验进展遇到困难，小何都会期待能在梦中得到灵感和启发。

70年前，学者阿瑟林斯基与克莱特曼发现在睡眠的某些时段会有眼球快速运动（快速眼动睡眠期），实际上人们能感知的梦主要发生在快速眼动睡眠期。非快速眼动睡眠期中的深睡眠期可以增强记忆力，而快速眼动睡眠期/梦则可以将记忆元素抽象整合，增强创造力。

2. 梦与情绪调整

那一年小何失恋，最初整夜失眠、哭泣、不甘和自责；继而整日无精打采、昏昏沉沉、吃吃睡睡，有时还会梦中惊醒。后来他得到了家人的鼓励、朋友的支持，开始户外运动、旅行散心等，精神状态渐渐恢复。

时间是平复心情的一味良药。著名睡眠学家Walker教授的观点更进一步：有梦的快速眼动睡眠时间疗愈了情绪的创伤。Walker教授还基于神经生物学和临床试验的结论，推动药物哌唑嗪治疗创伤后应激障碍（posttraumatic stress disorder，PTSD）患者的重复性噩梦。

3. 梦与预警

小何爷爷原本就有心脏疾病，有段时间经常梦见被追逐，出汗心悸、呼吸费力，喊不出来声音，继而梦中惊醒。因为梦中情境过于真实，身体状态令人不放心，他去医院检查，还真是心脏病加重，需要调整治疗方案。

小何爷爷因为心脏病，夜间大脑功能受影响，进而引发相关梦境。身体的感知或疾病的预警可能会反映到梦中：饿了会梦见吃饭，吃饭过咸会梦见找水喝，被子过沉压迫胸口容易有噩梦，憋着尿会梦见找卫生间等。中医还讲辩梦施治：肝气盛，则梦怒；肺气盛，则梦恐惧哭泣……

4. 梦与药物

小何爷爷最近睡眠不好，随手拿来奶奶的安定片（地西泮）吃，竟然发现做梦比以前变少了，不知道是不是有什么预兆，赶紧问问小何。小何查了查资料，发现许多药物都会影响做梦。

梦和快速眼动睡眠关系密切，凡是能影响快速眼动睡眠的药物，都会引起梦的变化。安定片减少快速眼动睡眠时间，做梦随之减少；临床许多抗抑郁药也抑制快速眼动睡眠，进而减少梦的发生；一些治疗帕金森病的药物影响神经递质多巴胺，可能引发多梦症状……

5. 清醒梦

一次小何看电影《盗梦空间》，对其中的清醒梦、盗梦机、梦中和现实的时间对比非常着迷，模模糊糊记得自己似乎也有一次清醒梦的经历，只是一闪而过，很遗憾没有进一步的发挥。

当人意识到自己在做梦，就是在做清醒梦，这时往往对梦中行为有一定的控制力。清醒梦这一特殊形式对于梦的研究极具意义，甚至可以用于探索全新形式的心理治疗和康复治疗。梦的复杂性远远超乎我们的想象，还有诸多未解之谜值得深入探究。

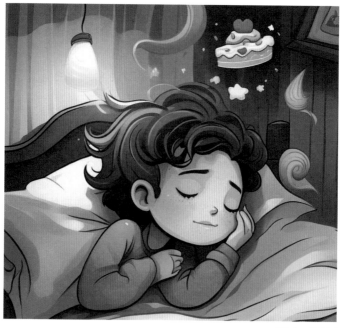

插图：尤雅民

SLEEP

睡眠卫生

一、酒与睡眠

从"对酒当歌，人生几何?"到"一杯马提尼，摇匀、不要搅拌"，全世界的酒文化厚重而生动。如果从医学的角度来解读，"夜晚小酌，醺醺入睡"饮酒助眠真的这么简单、有效吗?

1. 饮酒促眠，但也易醒

吕女士是一位职场女性，平时睡眠还好，遇到令人紧张的事情就难以入眠。在朋友的推荐下，吕女士在睡前饮一小杯红酒，刚开始对睡眠还真有效，加之红酒可能有美容、养颜功效，她更对它青睐有加。

红酒也是酒，含有糖分发酵而成的酒精，而酒精会减缓大脑活动，加速腺苷累积，让人感到放松和困倦；晚安酒（波特酒）酒精度数高，因而才有快速入眠的作用。同时酒精也会加速腺苷代谢，让人醒得更快。所以，酒会让人睡得快，醒得也快。

2. 饮酒破坏睡眠结构

饮酒几个月后，吕女士发现自己后半夜似睡非睡，梦境一个接一个，周围有一点声音就醒，第二天晨起头昏昏的，非常疲累，白天也没有精神。

睡前饮酒破坏正常的睡眠结构。后半夜的快速眼动睡眠反跳性增加，频繁醒来，总睡眠时间缩短，睡眠效率下降。酒精有利尿作用，频繁排尿也会干扰睡眠的连续性，导致睡眠片段化。因此，白天的精神状态、驾驶安全等都受到睡前饮酒的影响。

3. 饮酒影响夜间呼吸

吕女士的爱人平时睡觉打呼噜，近几年工作应酬多，时常醉酒回家。细心的吕女士发现爱人在酒醉后打呼噜更严重，有时甚至憋气醒来，吕女士很是担心。

饮酒让身体更放松，而呼吸相关肌肉的放松会加重打鼾，严重时出现呼吸中断，血氧下降，让人从睡眠中醒来；不止如此，酒精同时降低机体对低氧的反应能力，加重缺氧的危害。饮酒对于睡眠呼吸暂停综合征的患者更是雪上加霜。

4. 长期饮酒危害睡眠质量

最初吕女士每三天喝一小支红酒，渐渐觉着每晚醉意/睡意不够，现在每天喝一支半才能安然入睡，不喝便更难入睡。吕女士不禁担心：这样会不会酒精成瘾？

不同人对酒精的敏感度不同，个体差异很大。长期饮酒，可能会增加对酒精的耐受性，饮酒量一涨再涨，才能达到助眠的目的。另外，长期饮酒带来的酒精依赖、成瘾都会给睡眠带来诸多问题，在限酒/戒酒期间，睡眠障碍更是突出表现。《中国成人失眠诊断与治疗指南》明确指出：酒精不能用于治疗失眠！

5. 服药不饮酒，饮酒不服药

后来，吕女士喝红酒也难以入眠，又不敢多喝，就想出一个办法：如果喝酒睡不着，再起床吃安眠药。这样安眠药的药量很小，叠加酒精的作用还真能睡着。

这种行为是极其错误和危险的，千万不能这样做！饮酒不服药，服药不饮酒，饮酒与服药之间间隔1周比较安全。曾经有患者晚上喝了半杯红酒，第二天清晨吃头孢，发生过敏性休克，幸亏抢救及时才得以脱险。虽然安眠药不如头孢等抗生素对酒精的反应强烈，但是安眠药和酒精均有抑制中枢神经的作用，二者叠加，容易出现不良反应。

《黄帝内经》记载："酒者，水谷之精，熟谷之液也，其气慓悍。"没有酒，也许人生失色不少，但饮酒绝不是促眠的好方法。

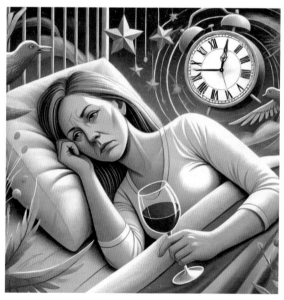

插图：尤雅民

二、吸烟与睡眠

吸烟的人常说："起床一支烟，精神一整天；饭后一支烟，快活似神仙。"可是当我们把目光投向睡眠，情况就不是这么轻松愉悦了。熬夜的人喜欢抽烟，睡不着的人也喜欢抽烟，究竟吸烟对睡眠有哪些影响呢？

1. 吸烟直接影响睡眠

施叔叔在单位是老一辈职工，性格耿直，下属做事不好时，他常说："做不好就重做。"施叔叔习惯了疲累的时候吸烟提神，烦闷的时候吸烟放松，不知不觉间每天一包烟，持续了30多年。最近几年，每周总有一两天想睡却睡不着，睡眠梦多还总醒。

临床上确实常常见到吸烟的人出现失眠症状。2021年一项最新研究总结12 445位参与者的睡眠情况，结论仍然是：<u>吸烟显著增加失眠的发生率。</u>烟草中有一种重要成分——尼古丁。高浓度的尼古丁能兴奋大脑，破坏睡眠周期，引发失眠。

2. 吸烟损伤呼吸道，间接干扰睡眠

施叔叔吸烟久了，总觉着嗓子不舒服，天气一转冷就咳嗽不断，每次发作就吃些止咳药对付着。时间一长，施叔叔隐隐有些担心，但去体检中心检查一切都好，心里的一块石头落了地，吸烟照旧。

吸烟烟雾中含有大量的烟焦油和尼古丁，刺激呼吸道黏膜等结

构，造成炎症、水肿、分泌物增加，引发咳嗽、呼吸阻力增加等症状，而夜间咳嗽或憋气等种种不适，都会影响睡眠质量。

3. 夜间一支烟，深深伤睡眠

夜间睡不好，施叔叔颇有些紧张，更加喜欢吸烟来放松心情。只是半夜明明灭灭的一线烟光之后，有时反而更难入眠。

很多人觉得睡前/睡中起床吸一支烟，感觉特别放松。实际上这是一段时间没有香烟刺激产生的焦虑不适，吸上一支烟能缓解这种焦虑，看似吸烟能够助眠，但其根源还在于吸烟本身，长此以往，吸烟导致神经兴奋，更难入眠。从健康角度，起床、饭后、饮酒时和夜间这几个时间段尤其不提倡吸烟。

4. 戒烟≠生活无趣

施叔叔的爱人深受二手烟之苦，经常向施叔叔"摆事实，讲道理"，要求施叔叔少抽烟，戒掉烟。施叔叔自己也很无奈，反问说："如果连吸烟的放松也不复存在，生活还有什么乐趣呢？"

这真是一个"灵魂拷问"。尼古丁能够刺激多巴胺分泌，多巴胺可以改善情绪，因而吸烟者吸烟后感到愉悦舒适。可是人的很多行为（运动、美食、挑战自我等）都会产生多巴胺、内啡肽等调节情绪的物质。生活乐趣可不是烟草说了算。但戒烟这件事说起来容易，做起来很难。

5. 烟瘾与睡眠

吸烟有害健康的例子耳濡目染久了，施叔叔终于有了戒烟的心思。戒烟之初，夜里更加睡不着，惦记烟又不能吸烟，十分难熬。好在几个月后睡眠渐渐平稳，现在戒烟后的施叔叔夜间睡得香，白天精神好。

尼古丁具有成瘾性（烟瘾），成瘾的人每隔几个小时不吸就会有疲劳、精神萎靡，心神不宁等表现，吸上一支，症状全消。吸烟者由于晚上睡不好，因而白天乏力困倦，精神不振，吸上一支烟便会精神抖擞，状态回归正常，只是吸了烟晚上还是睡不好，周而复始，恶性循环。戒烟之后，这一恶性循环被打破，睡眠自然渐渐地好转了。

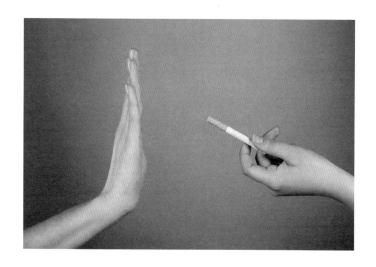

三、声音与睡眠

诗人白居易有诗云："暗虫唧唧夜绵绵，况是秋阴欲雨天。犹恐愁人暂得睡，声声移近卧床前。"声音影响入睡，这一点很多人都有体会。即使在睡着以后，人们对外界刺激（包括声音）仍然有所感知。下面我们来聊聊声音与睡眠的关系。

1. 噪声干扰睡眠

张女士大学时住集体宿舍，平时不会因为环境吵闹而睡不着觉。大四那年，临近毕业又要找工作，张女士开始夜里睡不着，"呼吸声、鼾声、说话声、键盘声、脚步声，声声入耳"，翻来覆去，一夜无眠。紧张的毕业季过去之后，张女士的睡眠也恢复正常了。

早在远古时代，人类要和野兽搏斗，即使身处山洞，夜间睡眠时也要对声音保持高度敏感。这种刻在基因里的警觉延续至今，声音就成为影响睡眠的重要因素之一。<u>一切不希望存在的干扰声都可以称为噪声，对噪声的感知与心理因素密切相关，紧张和焦虑时往往更为敏感。</u>

2. 夜间对噪声的感知

张女士结婚之后，即使爱人夜间打鼾，她也能睡得安稳，基本不受影响。几年后小宝宝出生，婴儿很小的声音就会让张女士从睡梦中醒来。张女士说，这是母子连心。

<u>节律的噪声（如鼾声）有时并不会干扰睡眠，突然出现的声音打</u>

破平静，反而更容易将人们从睡梦中吵醒。英国的一项实验表明：男性对汽车警报声、风声、苍蝇嗡嗡声最为敏感，而女性对孩子哭声、水龙头滴水声、吵闹声尤其警醒，这可能与进化过程中男性和女性的职责和个性不同相关。一般而言，老人和患者对噪声更为敏感。长期身处噪声环境会影响人的睡眠质量和健康状态。

3. 摇篮曲助眠

张女士的小宝宝总喜欢玩，不太容易哄睡。张女士朦胧想起自己小时候，母亲唱摇篮曲的温暖情境，索性也给小宝宝哼唱舒缓轻柔的摇篮曲，唱着唱着，小宝宝睡着了，张女士自己也进入梦乡……

世界各地以民歌形式流传的摇篮曲往往给人以安全、爱意、舒缓和放松，音乐旋律由高到低，由强至弱，引人入眠。法国作家大仲马这样描述肖邦《摇篮曲》的听感：静穆的音乐渐渐弥漫于大气之中，把我们笼罩在同一种感觉里，一切意识皆已驱散，进入一种平静状态。此时的身体，除了休息以外别无所求；心灵得以释放，要到哪里就到哪里，但它总是趋向于蓝色的梦境。

4. 噪声助眠

时光飞逝，张女士50多岁进入更年期，睡眠变浅，周身不适，不巧的是楼上5岁小朋友总是时不时制造些声响。张女士屡次上楼交涉无果，情绪越来越暴躁……

对于环境噪声，可以酌情选择降噪耳机、耳塞、隔音板、隔音窗户等方法，还可以尝试用白噪声等来屏蔽噪声（以噪制噪）。白噪声集合所有频率的声音（频率决定音调），是一种稳定、平和、均匀的声音流，类似收音机换频道时的沙沙声，帮助人放松，进而助眠。粉红噪声使用中低频段的频率，也有类似的助眠作用。

5. 自然环境的声音助眠

张女士熬过更年期，没过几年又添了耳鸣的毛病，本来睡眠就一般般，夜深人静时，耳鸣尤其突出，睡眠更为艰难。张女士索性常去山水之间，听些水声鸟鸣，心情转好，耳鸣也没那么难受了。

许多睡眠APP提供多种多样自然界的声音来助眠，比如淅沥的雨声、哗哗的海浪声、啾啾的鸟鸣声，等等；唯美宁静的班得瑞自然之音也是不错的选择。只是提醒一点：耳鸣症状比较复杂，建议去医院专科就诊，寻求综合治疗方法。

睡眠环境尽可能安静！睡前白噪声、自然界声音、乐曲等可能有助于睡眠。某些特殊声音整夜播放是否能增加深度睡眠，改善记忆力，影响梦境，还需要进一步论证并且要注意避免听力损伤。如果环境噪声的影响实在难以消除，可以遵医嘱应用安眠药物。

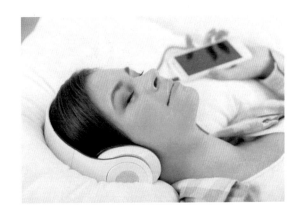

四、光与睡眠

红日初升，其道大光。亿万年以来，阳光一直伴随着人类发生、发展的演化过程；火光、生物光、蜡烛光、油灯光、电灯光、新型照明光等见证着人类孜孜以求照亮世界、改变生活的历程。这些光对睡眠都有着不同程度的影响。

1. 生物钟

正在读高中的小孔是一名"生物迷"。他了解到：地球自转引起白昼和黑夜交替，地球上的生物就产生一种适应外界环境的生理机制——生物节律。生物节律由体内的生物钟负责调节，这真是太奇妙啦！

的确如此，人的生物钟是由大脑的视交叉上核激发，调控着许多生命活动，如昼夜节律、体温节律等。生物钟稳了，睡眠才有可能好。生物钟是怎样维持稳定的？除了按时上床和按时起床外，一个重要的外界影响因素就是——光。

2. 昼夜节律、褪黑素和光

小孔特别喜欢自己家里卧室的可调光顶灯，夜间调成柔和的暖黄光，感觉既放松又温暖，关灯后睡眠又快又香。平时住校，夜间熄灯之后小孔习惯戴上眼罩，睡眠一点也不受光线影响。

人的昼夜节律由大脑视交叉上核通过体内一系列复杂的生理过程进行调控，其中褪黑素的作用最为突出。褪黑素可以促进睡眠，它在黑暗的夜间分泌增多，白天分泌减少，形成褪黑素的昼夜分泌节律，影响着人的睡眠和觉醒。人体内的这一调控过程还需要和外界环境同步校正，外界光线的变化就是校正的重要一环。

3. 每天的正确打开方式

小孔每到周末就想要睡懒觉，可他妈妈总在早上八点拉开小孔卧室的窗帘，让阳光缓缓洒进来，小孔也就渐渐醒了，睡不成懒觉了。

小孔妈妈的做法很好，早上晒太阳，光抑制褪黑素分泌，开启元气满满的觉醒模式，这是一天的正确打开方式。晚上的人工照明光应尽量温暖、柔和，逐渐过渡到熄灯状态，褪黑素分泌增多，从而迅速入眠。"日出而作，日落而息"正好契合光对昼夜节律的影响。为了昼夜节律的稳定，即使周末补眠，也建议比平时晚起不要超过2小时。

4. 电子设备的光影响睡眠

小孔的一位同学，平时上学学校管理严格，因而没有机会接触电脑、手机等电子产品。但假期住在家里，他晚上沉迷于用电子产品看小说、打游戏，虽然按时上床，但有时竟然许久都睡不着。

电子产品发出的光往往影响睡眠，电脑、手机甚至电视待机灯的亮光都会导致失眠。睡前长时间刷手机和半夜醒来看手机，都是影响睡眠的不良习惯，干扰褪黑素的分泌节律，影响睡眠时长和睡眠质量。

5. 光治疗昼夜节律异常

　　小孔的另一位同学，假期整天待在家里，每天玩电子游戏到深夜，不知不觉就过了午夜，最初凌晨2点上床立刻就能睡着，后来凌晨2点上床，凌晨4点才能入睡，经常一觉睡到下午，持续好几个月。开学后他的作息和学习状态很难跟上学校节奏，家长十分担心。

　　这位同学的睡眠问题不仅仅是因为电子产品的光影响睡眠，还有睡眠觉醒时相的后移，是典型的睡眠觉醒时相延迟障碍。治疗方法之一是光疗，即利用光照（阳光或人工光），向前或向后推移睡眠觉醒节律，直至恢复正常。

　　光与睡眠、情绪、警觉性等都有密切关系。建议大家以自然之阳光，养自然之睡眠。幕天席地的时代虽然过去，但请您重视和珍惜清晨洒向您的灿烂阳光。

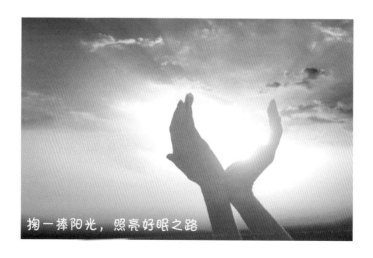

掬一捧阳光，照亮好眠之路

五、触觉与睡眠

安徒生笔下真正的公主睡在20层床垫上，仍然能感受到最下面一粒豌豆带来的不适，整夜都没睡好，这是触觉影响睡眠的极端例子。那么我们普通人怎样选择床垫和床品，才能一夜好眠呢？

1. 硬床垫还是软床垫？

曹先生自己创业开公司，有段时间整夜整夜地睡不好，翻来覆去，总觉着床垫太硬、不舒服，筹划着换一张软床垫。

睡眠不好的人特别容易对床垫有意见。床垫的作用是承托身体重量。如何选择软硬合适的床垫呢？您可以在床垫上仰卧时手插入腰背部下面，感觉不松也不紧，脊椎维持正常"S"形生理曲线；侧卧时身体每个部位都能和床垫充分贴合，颈部、胸部、腰部的脊椎尽可能在同一水平线上（成一条直线），这样能保证肌肉放松和脊椎健康，这就是软硬合适的床垫。建议青少年选择偏硬一点的床垫以保护脊椎；有腰肌劳损、椎间盘突出等疾病的人选择床垫时需要听从医生指导和建议。

2. 选择床垫需关注的其他方面

曹先生和爱人在家居城看到各种各样的床垫（弹簧、乳胶、海绵、椰棕等材质各种组合），真是眼花缭乱，价格也是参差不齐。一贯秉承"只买对的，不选贵的"观念的曹先生也犯了难，怎样选择适合自己的床垫呢？

首先，在床垫上仰卧和侧卧试试软硬度（见上文）；其次，床的尺寸要适当宽大；最后，就要看每个人的喜好和要求了，如弹性、支撑力、舒缓感、透气性、翻身声响、预算等方面都平衡好了，床垫睡着安稳、舒适，就是对的选择。如果几天睡下来，起床时腰酸背痛，周身疲惫，就有必要重新检视床垫的情况。

3. 床品的选择

选好床垫后，曹先生的爱人顿时感觉生活品质还有必要再上一个台阶，于是她将更换床单、被子、被套这些床品顺理成章地提上日程。那么床品的哪些方面会对睡眠产生影响呢？

床品和人体肌肤直接接触，床品的面料直接影响睡眠体验，应结合季节、室内温度和湿度变化（比如冬天选棉质面料，夏天选真丝或亚麻面料），从手感、保暖、吸湿、透气等方面考量，结合花纹颜色，综合多种因素选择自己喜欢的床品。在睡眠这件事上，能按喜好决策睡眠质量的机会不多，要好好珍惜。

4. 枕头的选择

曹先生的爱人非常重视养生，尝试用菊花、决明子、茶叶等做枕芯，可是她女儿喜欢追逐潮流，定期更换网红枕头。

枕头贴合支撑头颈部，保护颈椎，放松肌肉。选择枕头时，首先要根据睡姿确定枕头高度，侧卧者枕高同肩宽，仰卧者枕高一拳，俯卧者要更低一些。其次要软硬适度，传统荞麦皮枕头的高度容易调节，软硬易于接受，是不错的选择；药枕应结合自身身体素质和需求，选择合适的填充枕心。枕头的最佳体验就是安稳舒适，如果晨起肩颈酸痛或经常落枕，就要考虑更换成合适的枕头。

5. 把握主流，重视细节

换了床垫和床品，曹先生感觉舒服多了，睡眠略有好转。可没过多久，公司筹备上市，曹先生因此紧张、焦虑，睡不着的情况又回来了。

选择合适的床垫和床品是好眠的细节之一。每一位失眠的人，甚至同一个人不同阶段的失眠都有着不同的原因。科技进步带来更多床垫和床品的选择，但不是说这两样选好了就能永久好眠。工作和生活压力大时，还是要调节好情绪以求好眠。

床垫和枕头的选择方法

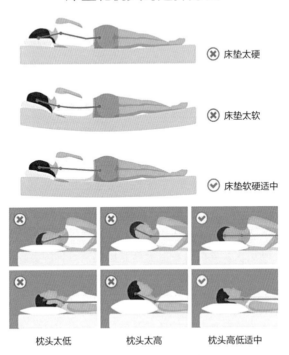

枕头太低	枕头太高	枕头高低适中

六、气味与睡眠

月色、诗书、熏香是古人治疗失眠的方法。作为感知觉的重要一环，嗅觉当然也影响着睡眠。

1. 气味与睡眠

小严是一位职业女性，平时喜欢看《红楼梦》，对其中多姿多彩的"香"非常着迷：抚琴燃香、衣被薰香、冷香丸、百刻香、梦甜香……小严偶尔失眠，有时想：如果真的有一支"梦甜香"，是不是就能睡得好呢?

数千年来，芳香植物常常用于宗教仪式、医学防治，也渐渐融入人们的日常生活之中。气味的感知与大脑的边缘系统、记忆区域相关，因而气味能够影响情绪，甚至开启某段尘封的回忆。特定的气味能缓解压力，放松身心，进而促进睡眠，甚至可能改变梦境。

2. 菊枕的回忆

小严网购时，偶然看到一款"菊花枕"，广告词引用了陆游的一首诗："余年二十时，尚作菊枕诗。采菊缝枕囊，余香满室生。"小严不禁回想起，小时候和家人采菊花，晒干做菊枕的温馨时光。

《神农本草经》记载："香者，气之正。"未病时用香以护正气，提高人体抵抗力。中医讲芳香具有理气、解表、安神等功效，嗅香、燃香、熏香、佩香等都是常见的芳香疗法。菊枕就是睡眠时用嗅香的方式达到安神、明目、除燥等效果。

3. 精油与睡眠

小严的一位闺蜜最近迷上各种精油，经常给小严讲各种精油知识：精油是植物的灵魂、植物的激素，蕴含着植物生命的原动力。小严试着用薰衣草精油，还真觉着舒缓、放松，心情畅快，入睡快了些。

近代芳香疗法是利用植物的叶片、花朵、树干、种子等部位萃取的芳香精华（精油等）来治疗、护理身心疾病的方式。香气除本身的作用之外，还能唤醒美好的记忆，增强人的内在力量，达到身心平衡的状态。其中，薰衣草精油是助眠的不错选择。

4. 精油虽好，并非万能

小严睡眠好些之后，对精油好感倍增。常常推荐给失眠的亲朋好友，但是反馈好坏不一：有的人说有些效果，有的人说没啥感觉，还有的人觉着味道刺鼻……

失眠的原因有情绪异常、节律紊乱、身体不适等。精油通过舒缓身体，改善心境，引发美好温馨回忆的方式助眠，但精油对于病因复杂的失眠并不是百试百灵的。因此，对精油助眠的预期不能过高，不要指望单用精油就能一劳永逸地解决失眠问题。

5. 用对助眠精油

小严对精油的了解越来越多，也就不再执念于泛泛地推荐给他人。遇到真正适合用精油的朋友，她会说得很细致：薰衣草、洋甘菊、檀香、橙花、快乐鼠尾草等精油都有安眠作用；精油用法有枕头/手帕滴洒、熏蒸、喷香、沐浴、按摩等；长期用同一种精油效果会打折扣，要多变换种类……

　　使用精油注意事项：要选择品质好的精油；不要将精油直接涂抹在皮肤上（薰衣草和茶树精油除外）；精油要放于阴凉干燥处保存；精油要适量使用；使用精油时如出现不适，立即停用；用精油按摩可能不适合慢性病（高血压，心脏病等）患者；有癫痫疾病的人，慎用芳香疗法。

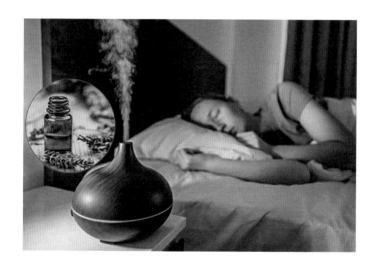

七、优化睡眠环境

好的睡眠环境是睡眠的重要影响因素之一。对睡眠环境的喜好因人而异，只要稍加用心，把握要点，就能让睡眠环境成为睡眠的助力。

1. 感觉对了，睡眠就对了

华女士喜欢瑜伽。最初几年，练完体式做到休息术的时候，在瑜伽馆昏暗的灯光下，听着缓缓流淌的导引语，感受悠长的呼与吸，她感到身体十分放松、舒展，很快就睡着了。可是她每晚在自己卧室床上却翻来覆去睡不着。

《礼记》讲睡眠要"安其寝处"。对于老年人和失眠的人，睡眠环境尤为重要。<u>一进入卧室就要能感受到睡眠的氛围，要有沉浸、舒适、令人思睡的环境和感觉。</u>

2. 环境布置

自从夜间睡眠不好，华女士就非常在意睡眠环境：卧室要暖和，床垫要柔软，床单要丝滑，家人说话要轻声，夜里房间要黑暗无光……

<u>睡眠环境布置视个人的喜好而定，大的原则是舒适、幽静、清爽和放松。</u>睡眠的"五感"包括听觉、触觉、视觉、嗅觉和温热觉，前文已有详谈。卧室温度最好在18～26℃，湿度适宜（30%～70%），保持良好通风。一般而言，睡觉时腹部要盖些被子，头部要露在外面。

3. 家居布置

华女士的卧室布置风格以实用为主，卧室摆着电视机、咖啡壶、椭圆机、躺椅、一柜专业书籍等，用起来方便、随意、顺手顺心。华女士睡不着就躺在床上看电视，以打发夜晚无眠又无聊的时光。

卧室家居一定要简洁，减少不属于睡眠功能的家居产品，尤其是电视、手机、游戏机等电子产品。另外，卧室色彩也要简洁、和谐，搭配好窗帘、床罩等色彩和图案，如绿色和蓝色会令人放松，冬季时可以用一点点暖色调，但要避免色彩浓烈、图案繁杂，以免刺激神经兴奋，诱发失眠。

4. 关于宠物

朋友要出差去国外1个月，请华女士帮忙照看一只可爱的猫咪。小猫咪总是早上6点就开始叫，华女士被吵醒后感觉很不舒服。后来华女士白天经常陪猫咪玩，晚上给猫咪准备好猫粮、做好保暖，小猫咪早上就不再吵闹了。有了小猫咪的陪伴，华女士的心情好了许多。

有些人的睡眠会受到宠物的影响，但熟悉了宠物的习惯和特点，亲密有度，彼此磨合适应，宠物影响睡眠的问题往往会得到解决。

5. 关于开灯睡眠

华女士3岁的小外甥周末过来玩，晚上关灯后，小外甥吵着说太黑了害怕，不让关灯。华女士不禁想到网上流传的一些说法：开灯睡觉会导致儿童长不高、肥胖、近视等不良后果。苦恼地不知如何是好。

　　《云笈七签》讲："夜寝燃灯，令人心神不安。"但是无论孩子还是成人，确实有些人睡觉怕黑，需要有光亮才能安稳、放心地入睡。睡眠需要安全感，很多时候拍松枕头、掖掖被角、抱着熟悉的毛绒玩具等都能增进安全感，但开灯并不是一项好的选择。在理论层面，光确实影响褪黑素等激素分泌，但临床研究开灯与身高、视力等关系的数据并不多。如果实在需要开灯才能睡着，推荐使用智能小夜灯，可定时关闭，减少夜间光照时长。

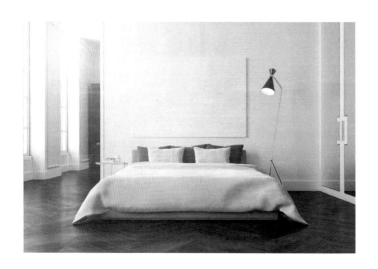

八、营造睡眠氛围

诗人白居易有诗："无论海角与天涯，大抵心安即是家。"漂泊在外的人对着租来的房子怎么办？那就布置成自己喜欢的样子，营造松弛的环境和熟悉的氛围吧。

1. 理想与现实

小金是怀揣音乐梦的"北漂"，开始几年过得艰辛，音乐不能变现成"面包"，每天回到狭小、拥挤的出租屋，现实的烦恼扑面而来，睡觉回血倒成了一件奢侈的事。

对于眼中有光、心中有梦的年轻人，理想与现实的矛盾往往让他们难以入眠，睡眠环境的不如意又添一层忧伤。<u>如果只有一间屋子，建议划分功能区，</u>一定要有一个小空间只用于睡眠，如将小床、折叠床或是沙发独立出来，只用于睡觉，而吃饭和休闲要配有另外的桌椅。

2. 睡眠功能区的布置

小金租的房间墙壁是明黄色，他只能安慰自己：墙壁的"故宫色"大气明亮。沉重的桌、椅、床移动不了，小金就只能好好布置睡眠区这一方空间：买来一块挂毯，搬来几盆绿植，放几个简单的抱枕，开一盏暖黄的台灯，铺一床舒适的被褥。小金睡眠时心安了许多。

睡眠区的布置丰俭由人，一张床、一套被褥足以构成夜间休憩的空间，让白天区域归白天，夜间区域归睡眠。这对于失眠的人非常重要，睡眠区的划分明确了睡眠的空间概念，有助于好眠。

3. 突发睡眠干扰

小金与合租室友的生活节奏不太一致，有时小金刚睡下，却被室友的一阵开门声和开灯声惊醒，心里十分烦躁，联想起往事种种，又是一夜无眠。后来小金戴耳塞、蒙着头，可声音还是直接传进来，令人气闷。

心静自然凉，心安睡眠香。睡眠氛围虽然可以花些心思营造，可遇到突发的声音时，人还是容易紧张、烦闷，再次入睡困难。睡眠的时间和空间里只做睡眠一件事，让心境平和或许可以安稳踏实地再次入睡。

4. 关于时钟

小金的房间里有一个圆圆的挂钟。最初小金挺喜欢它，因为睡眠中醒来时看时间很方便，有时揭开窗帘一角就能看到凌晨4点的北京城，之后还能入睡。可时间一长，小金凌晨4点醒来再想睡着就难了。

睡眠不好的人一定不要把时钟放在抬眼就见的位置。夜间醒来，看见才1点钟，心想：怎么这么早就醒了，真着急啊！赶紧睡着吧！情绪一紧张，瞬间清醒便再难入睡；凌晨醒来，看见5点钟，心里高兴，睡得真多真难得，一兴奋，还是难以再睡。所以，最好将表放在看不见的地方，在漫漫长夜中忘记时间。如果第二天有特殊安排，定好闹钟就行了。

5. 出门在外的睡眠问题

后来，小金加入一支乐队，到各个城市演出，经常到很晚才结束。音乐梦是有了归处，但小金因为特别认床，换了地方整夜整夜地睡不着觉，每次演出都是困并快乐着。

如果换地睡不着觉，可以将家里睡眠区的风格和氛围移植到外出的住所，营造熟悉感和安全感，有助于快速入眠。后来小金集齐睡衣、眼罩、耳塞、床单、枕巾、拖鞋、抱枕等熟悉的睡眠用品放在行李箱中随身携带，睡眠质量提高了，渐渐地换地方也能睡着了。

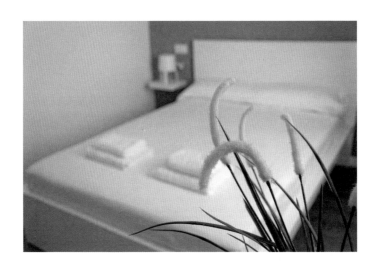

九、饮食与睡眠

"人间烟火味，最抚凡人心。"究竟哪种烟火，能抚慰失眠者的心呢？

1. 饮食模式

小魏读大三，正好有机会去国外当交换生。从小吃惯馒头、包子、米饭、炒菜的小魏，对着汉堡和牛奶有点不知所措。好在当地华人餐馆很多，他时不时也能吃到家乡的味道。有时候睡不着、睡不好，还不至于归因为饮食的改变。

中国传统的饮食模式富含纤维和谷物，《黄帝内经》讲："五谷为养，五畜为益，五果为助，五菜为充。"当然不必因为失眠去切换饮食模式，调整细节就好。《中国居民膳食指南》提倡的食物多样，合理搭配，少盐少油，控糖限酒等都对睡眠有促进作用。

2. 胃不和则卧不安

小魏回国后自己创业，吃饭不规律，经常顾不上吃早饭。午饭和晚饭如果有应酬就吃，如果没有应酬，不吃也是常事。时间一久，只觉得辛辣厚味的食物才能提振精神。再后来，经常胃不舒服，夜间也睡不踏实。

饮食不规律、时饱时饥、食物辛辣油腻，都会损伤胃气，慢慢地睡眠就会受到影响。工作再忙，压力再大，也要尽可能按时吃饭；不要匆匆忙忙进食，不要吃得过饱；早餐和午餐要吃好，晚餐要吃少；

少吃生、冷、硬和辛辣、油腻的食物。

3. 熬最深的夜，伤最贵的身体

小魏为了公司业务，经常熬夜加班。夜深人静时思路清晰，工作高效，只是时常会饿，喝些咖啡提神，吃些烧烤饱腹。日子一长，小魏体重渐长，时不时觉着烧心（胃灼热）和胸痛，懊恼忐忑着去医院检查，诊断是"胃食管反流症"。

熬夜伤身，伤胃也伤神。很多时候夜间加餐不只为饱腹，更是一种心理安慰。建议睡前6小时不喝咖啡，不要饮酒助眠，晚餐安排在睡前3小时以上，以低脂肪、容易消化的食物为主，适当摄入蛋白质。半夜饿了可以吃些饼干等富含碳水化合物的小零食。

4. 老人饭后困倦

农历新年，小魏回老家探望奶奶，家乡的绿水青山依旧，只是岁月流逝。奶奶身体不好，三顿饭后困倦疲乏，总要眯上一觉。小魏十分担心，上网一查都说饭后就睡觉的习惯特别不好。

孙思邈讲：饱食即卧生百病。饭后胃肠需要更多血液供应来促进食物的消化和吸收。老人的脑动脉硬化，饭后容易供血不足，犯困想睡觉的现象比较常见。建议饭后稍事休息，缓缓散步，千万不能刚吃完饭就睡觉。

5. 被睡眠选中的食物

小魏从老家回来就决心调整身体的亚健康状态，他从食疗入手，搭配多样，规律进餐，不再熬夜，好好睡觉。他有意选择助

眠的食物，如鸡肉、鱼肉、鸡蛋、牛奶、燕麦、樱桃、香蕉、核
桃、瓜子等，甚至喜欢上有助眠作用的中草药茶。

　　吃对食物更好眠。这些被睡眠选中的食物富含色氨酸、天然褪黑
素、维生素、矿物质等助眠成分。食物是睡眠的众多影响因素之一，
如果食物这一细节调整能够助力好眠，当然要选择助眠食物。饮食助
眠的探索以前有，以后也会一直有。世间唯爱与美食不可辜负，把握
好饮食大方向，但不必次次都以睡眠为念，适时、适量就好。

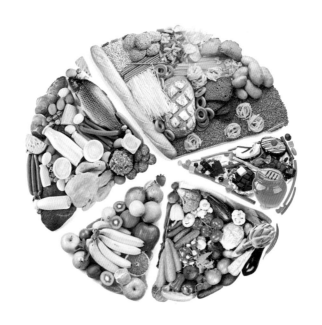

十、运动与睡眠

在整套的失眠调整方案中，运动是必要的一环。那么怎么运动、如何坚持，才能达到助眠的效果呢？

1. 工作繁忙，没时间运动？

程序员老陶30多岁时久坐工作，肚子越来越圆。老陶也曾计划运动，无奈"996"的工作节奏中想抽出时间运动有点困难。那些年，老陶白天喝咖啡提神，晚上喝红酒助眠，日子就如流水般过去了。

天气不好、地点不便、时间紧张、工作繁忙等都不应该是拒绝运动的借口。良好的开始是成功的一半。老陶需要的是当下开始运动的决心，选择一项自己喜欢的、简单易行的运动，上班路上、办公桌旁、午休时分、亲子时光，都可以加入运动的元素（微运动）。

2. 动起来，做最好的自己！

人到中年，又逢大厂裁员，老陶的日子过得焦灼又烦闷，夜里翻来覆去入睡困难，好不容易睡着，凌晨两三点钟准醒，醒了再睡就更难。老陶整天闷在家里，老陶的爱人建议他多出去走走，运动运动。

要想睡得好，动比不动好。运动能够增加睡眠时间，改善睡眠质量。另外，在人生低谷期，运动有助于改善情绪。世界卫生组织（WHO）建议：18～64岁的成年人在1周内至少完成150分钟的中等强度运动（慢跑、快走、游泳、自行车、球类等），或至少75分钟的高强度有氧运动（跳绳、快跑等）；推荐每周2次做肌肉强化练习。

3. 夜间睡得不好，白天不想也不敢出去运动？

老陶听到爱人催促他多出去运动，忍不住抱怨："我昨晚才睡2个多小时，现在头昏脑涨，眼冒金星，走路都发飘，怎么运动啊？"

人的睡眠时间需求因年龄而异。遇到睡眠极度不足的情况时，首先要就医，及时调整睡眠状态。长期失眠的人也要酌情安排运动，睡不好+不运动会形成恶性循环，适时、适量的运动有助于好眠。在身体状况允许的前提下，适当选择散步、打太极拳、跑步等运动方式，调节体温、调整情绪、稳定生物钟，进而有助于睡眠。

4. 运动的Flag如何屹立不倒？

老陶渐渐地认清现实，一点点振作起来，重新找到了一份工作，加班加点忙得团团转，刚买的跑步机和椭圆机放在房间角落里，几乎成了闲置品。

如何坚持运动是永恒的话题，自律给你自由，运动给你好眠。首先，制订半年的运动计划，明确要提升的体力和耐力要求，继而分解为每周具体小目标，选择实现小目标的时间和地点，开始可衡量的运动项目（计时、计分等），这是目标管理的Smart法。变换运动方式、朋友结伴锻炼、关注运动博主、利用可穿戴设备、奖励自己等都是鼓励坚持的好方法。21天养成习惯，习惯成自然，运动变成生活的一部分，坚持运动也就水到渠成。

5. 对的时间，对的强度，才是对的运动

老陶忙碌之余，渐渐爱上运动，只是受工作时间所限，每晚8~9点在家跑步，运动之后身心舒畅，但问题是晚上10点上床有些睡不着。老陶很困惑，不运动睡不好，可运动了怎么还是睡不好？

剧烈运动后神经兴奋，短时间内难以平复，所以不主张睡前2~3小时剧烈运动。晨练的时间和强度也要根据天气和自身情况适当调整，早晨剧烈运动后不要睡"回笼觉"。

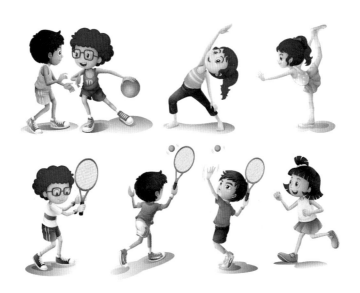

SLEEP

第四章

睡眠波动

一、孕期睡眠

人一生中睡眠状态并非始终如一，固定不变，有一些特定的人生阶段会影响睡眠。"十月怀胎，一朝分娩"。怀孕是女性一生中比较特殊的阶段，孕期生理和心理变化深深影响着孕妇的睡眠状态。

1. 孕早期（1~12周）

小姜结婚不久，欣喜地发现自己怀孕了。被孕吐折腾几周之后，小姜开始白天犯困，常常感觉疲惫。小姜很紧张，担心肚子里的宝宝，也担心自己，心理压力很大。

由于体内孕酮激素水平升高、胎儿发育等原因，许多孕妇感到白天乏力、嗜睡，夜间睡眠质量差，白天小睡或可缓解疲惫、提振精神。孕早期的胎儿还小，准妈妈的睡眠姿势怎么舒服怎么来，只要不趴着睡，不压着肚子就行。

2. 孕中期（13~27周）

熬过呕吐、乏力的孕早期，小姜夜间睡眠踏实多了，白天精力也有所恢复。望着日渐隆起的腹部，小姜的担心转为憧憬，午睡、胎教、户外活动……每天的安排丰富又充实。

孕中期的睡眠质量相对好些。由于怀孕中晚期子宫增大，为避免下腔静脉受压等影响，推荐左侧卧位睡觉。这时要多加留意可能影响睡眠的表现：腿抽筋、尿频（孕早期激素作用，孕中晚期子宫增大压迫膀胱影响）、胃灼热（烧心）等。要积极寻求对症解决的办法。

3. 孕晚期（28～40周）

怀孕8～9个月的时候，小姜孕肚明显增大，身体沉重，劳累感明显，但一想到即将出生的宝宝，又兴奋又担心，睡觉时怎么躺着都不踏实，辗转反侧，尿频、梦多……

孕晚期睡眠时长和睡眠质量都容易受影响，左侧卧位并不能解决所有问题。左侧侧卧时可以多找几个靠垫，垫在肚子下面、腿部或背部以减轻压力。白天犯困时，可以适当补眠。

4. 孕期心态调节

小姜个性细腻，孕期更加紧张，常常因为听到或看到有关怀孕分娩的内容而琢磨半天，紧张不已。临近分娩，睡眠不好加重焦虑情绪，焦虑情绪反过来再影响睡眠状态。想吃安眠药又担心影响宝宝，不吃安眠药又睡不着、睡不好，还是担心会影响宝宝。好在家人耐心、细致，帮助小姜放松心情，情况才有所好转。

虽然孕期是一个正常的生理过程，但体内激素变化会促使孕妇心理更为敏感、脆弱。家人的关怀和爱护至关重要；按时产检、听从专业医生建议，有助于缓解焦虑、紧张的情绪，乐观积极地顺利度过孕期。

5. 孕期睡眠保健

小姜顺利生子之后，回想起孕期入睡困难、频繁觉醒、睡眠不足、多梦眠浅等种种不适，对于医生和亲朋好友积极给予的睡眠保健指导，内心十分感激。孕晚期晚上有小腿麻胀感，下床活动略缓解，非常影响睡眠，医生诊断为不宁腿综合征，通过食疗、按摩、运动等方法很快有所改善。

由于孕期的特殊性，药物治疗睡眠问题存在隐患。非药物治疗尤其是睡眠保健更为重要，比如尽量固定作息节律、晚餐适量、睡前不过多喝水、睡前少看电子产品、适度运动、恰当午休和补眠等。如有严重不适，如打鼾、憋醒、腿部不适、情绪不稳等，应尽快就医。

愿所有孕妇都能找到好方法，顺利、平稳地应对孕期睡眠改变，一路好眠！

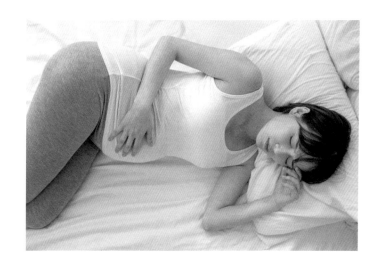

二、更年期失眠

"盛年不再来，烦忧满身心"的更年期本就难熬，失眠可能会更添一层忧伤。要如何应对和调整更年期失眠呢？

1. 忧心更年期

戚阿姨年近50的时候，看到几位姐妹先后步入更年期，有的平和，有的烦躁，不禁心生恐惧。她想到自己每次月经的前几天经常睡不踏实，愈加担心一旦更年期来临，睡眠、工作和生活会变成一团乱麻。

女性每个月雌激素和孕激素周期性波动，其对睡眠的影响以月经前几天最明显，其中一部分人表现为失眠。放眼女性全生命周期，更年期多在45~55岁出现，这是一个特定的生理转折阶段。在这一阶段，卵巢功能衰退、雌激素分泌急剧下降等因素引发月经紊乱、潮热、失眠、疲劳等症状。更年期表现与遗传、受教育程度、生活方式、压力等因素有关，个体差异很大，有的人不知不觉就过去了，有的人表现出各种不适，有的人一两年就过去了，有的人持续很多年还在煎熬中。

2. 更年期躯体症状影响睡眠

戚阿姨52岁那年，渐渐出现月经延迟、夜里潮热、多汗、多梦，时不时醒来，总睡不踏实；白天有时心悸、腰酸、头昏昏沉沉，乏力、困倦。

更年期往往出现上述自主神经功能紊乱，后续还有泌尿系统和生殖系统症状，多年后逐渐发现血压、血糖、血脂异常，以及骨质疏松等。睡眠障碍作为贯穿更年期的常见临床症状，一部分是由于激素水平改变导致，一部分受潮热等躯体症状影响，表现为入睡困难、多次觉醒、醒后难以再次入睡、眠浅梦多、总睡眠时间减少、白天嗜睡等。

3. 更年期心理状态影响睡眠

戚阿姨总觉着浑身不舒服，莫名地怕热怕冷、这儿疼那儿疼，睡眠不好更是雪上加霜。家人认为戚阿姨脾气变得暴躁，因为一点小事就生气，还敏感、多疑，说着话就哭了，情绪说变就变。

更年期激素水平的变化同时影响着心理状态，容易产生焦虑和抑郁情绪；更年期女性往往面临工作、婚姻和家庭的多重压力，常常身心俱疲；不良情绪、压力和睡眠不好互相影响，情况愈加风雨飘摇。更年期是女性必经的生命历程，家庭支持和自我调整都非常重要，重新审视、整理更年期的生理和心理状态，为下一个人生阶段做好准备。

4. 激素补充疗法

戚阿姨感觉更年期度日如年、忍无可忍，于是去医院就诊。医生综合分析病情，推荐激素补充治疗和安眠药治疗。戚阿姨犹豫不决：不吃激素的话，症状太煎熬，吃激素的话，又怕有致癌风险和不良反应；不吃安眠药睡不着，吃了又怕成瘾，影响认知……

更年期的根本原因在于雌激素水平断崖式下降，因此激素补充治疗是解决多种更年期症状的根本方法，但需经医生评估后应用。激素补充还可以降低老年慢性疾病（骨质疏松，心脑血管疾病等）风险。

遵医嘱服用安眠药是安全的。

5. 综合调理

　　戚阿姨遵医嘱吃药后，潮热、出汗的症状果然减轻了，脾气平和许多，只是睡眠好转不明显，还是得吃安眠药。戚阿姨开始担心失眠，以后是不是都得依靠安眠药才能睡个好觉呢？

　　更年期失眠相当常见。更年期之后一部分人失眠延续存在。调整对睡眠的认知，纠正不良睡眠习惯，辅以规律、适当的运动，采用放松方法与压力管理，排除影响失眠的其他因素（比如疾病）等，都可以减少更年期失眠持久迁延的概率。

　　对于更年期女性而言，能睡个好觉是一种稳稳的幸福。

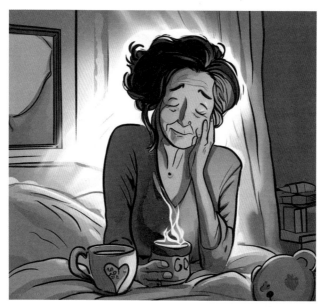

插图：尤雅民

三、焦虑与失眠

焦虑是外界环境和事件的变化不确定时，人产生的思虑、担心、害怕、恐惧等情感反应以及烦躁不安的心理状态。传统中医讲人有七情：喜、怒、忧、思、悲、恐、惊。焦虑作为现代社会人的常见情绪体验，与睡眠关系非常密切。

1. 焦虑情绪

小谢从小做事容易紧张，追求完美。学生时代，他每次考前焦虑，时常睡不着觉，而考试一过，睡眠就恢复正常，起初小谢并不在意。工作之后，客户、项目、人际等林林总总的压力不断，小谢辗转反侧，睡不着觉的日子渐渐多了起来。

人的睡眠并非一成不变，而是随年龄和季节而变化。有事情、有压力时，睡眠出现波动是正常的。适度焦虑是人类进步的动力，但凡事过犹不及。当焦虑情绪激活清醒系统，影响睡眠，出现入睡困难、眠浅、睡眠时长缩短等问题时，就提醒人需要适当放松了。

2. 睡前"过电影"

小谢上床后脑海里总是闪回白天的事情，几乎每天都要不由自主地想1个多小时才能睡着，半夜常常醒来，再睡还是很难。睡不好觉给小谢的工作和生活又添一层压力，白天对工作和生活的焦虑蔓延扩散，开始出现对夜间睡眠的焦虑。

要避免上床后"过电影"的状态。可以在上床前1小时将一天的烦忧记在本上（烦恼记事本）。可以分类，可以写上每件事带来的情绪，写上处理方法，然后告诉自己要放下白天的担心，开启夜间睡眠模式，或能避免上床后事件萦绕脑海。

3. 睡眠与焦虑互相影响

渐渐地，小谢开始担心睡不好导致工作出错，身体免疫力下降，影响健康，情绪更加焦虑、紧张。有时候白天就想着晚上应该几点睡着，应该睡几个小时才够，但越是这样想、越是睡不好，自信心受挫，最后甚至对睡眠有些许恐惧。

当失眠成为新的不安，除了适度放松调节，还要改变对睡眠的执念，避免"应该……"，避免夸大失眠后果。不要将失眠同工作中的问题、身体的不适相联系，让紧张、焦虑的情绪渐渐平复，打破焦虑与失眠的恶性循环。

4. 焦虑障碍

后来小谢晚上失眠，白天紧张不安、过度担忧、头晕头痛、心悸、多汗、乏力、不能集中精力、工作效率下降，时常感到"焦虑得不能自己"。经医生诊断为焦虑障碍，给予药物治疗和心理治疗后，症状有所好转。

焦虑障碍是一种疾病，失眠往往是这类疾病最早和最常见的表现，焦虑的压力还可以表现为躯体化症状（头晕、头痛等）。如果情绪累积到自己无法调整，建议尽早求助医生，不要所有问题都自己扛。

5. 检视焦虑，减轻压力

此后，小谢特别注重心理健康，重视情绪调节，积极学习减轻压力的方法，放下控制睡眠的执念，建立均衡饮食和适度运动的习惯，整个人的状态比以前平和许多。

焦虑情绪是人类生活的一部分，而睡眠需要安静、平和、放松的心态。日常检视和调节焦虑至关重要，在专业人士指导下，寻找适合自己的放松方式（渐进式肌肉放松法、腹式呼吸、正念等），同时积极调节失眠。

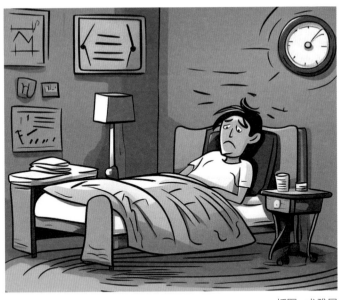

插图: 尤雅民

四、抑郁与失眠

"白发三千丈，缘愁似个长。"中国古代诗歌中从来不乏孤寂落寞、悲凉愁苦的心绪。现代社会常常见到受抑郁情绪困扰的人，他们往往睡眠不好。

1. 抑郁情绪

小邹性格内向，大学毕业之后参加工作，真是"终日奔波苦，一刻不得闲"。年近40岁赶上公司裁员，又急又气，悲伤无奈，情绪低落，提不起精神。有时凌晨4点多醒来，再难入睡。

人一生中难免有低沉时段和无助情绪。累及睡眠，多表现为早醒、睡眠时长缩短、睡一觉醒来还是觉着疲累。这时，失眠是一种信号，提醒人一定要及时调整情绪，避免睡眠受情绪迁延。

2. 负性思维

最初小邹四处投递简历找工作，几次挫败之后，吃不下、睡不好，更加觉着自己没用，认为自己总是把事情弄得很糟，这辈子肯定彻底找不到工作了。可是小邹妻子看问题的角度和他不一样，常常宽慰他："'山重水复疑无路，柳暗花明又一村'。振作一点，没准很快就有更适合的工作。"

负性思维是自动出现的消极负面的惯用思维，非常影响情绪，令人丧失信心，意志消沉。检视和改变负性思维有助于调整抑郁情绪，必要时可以求助专业医生。

3. 抑郁症

渐渐地，小邹心情越来越糟，说起工作的事反复叹气，时常落泪，做什么都提不起精神，原来很喜欢做饭，但现在都不愿意进厨房。夜间频繁醒来，醒了难以再睡，早上不愿意起床，总觉着乏力、气短，啥也没做却疲惫不堪，时常头昏、头痛，医生诊断为抑郁症。

抑郁症发病机制复杂，失眠可以是抑郁症的前驱表现、常见临床症状，甚至是抑郁症治疗后的残留症状，二者互相影响，互相促进。治疗抑郁的同时也要兼顾调整睡眠。

4. 重返职场

小邹遵医嘱口服抗抑郁药物、安眠药，并接受心理治疗，心境渐渐平复，睡眠比以前踏实许多。他学习放松方法，学习如何调整消极负面的想法，逐渐能够积极应对压力。他应聘到另外一家公司，久违的自信和笑容又回来了。

抑郁症的治疗不仅依靠个体化医疗手段，还要患者个人提振兴趣，酌情安排运动，坚持规律的饮食和睡眠习惯，与家人/朋友保持联系，适当倾诉等，这些都是抗抑郁的好方法。

5. 季节性情绪失调

小邹的姐姐曾外派到丹麦工作2年，每年冬季夜间睡眠增多，早上起床困难，白天仍然感到乏力、困倦，春天来临症状就渐渐消失，回北京后这种表现再也没出现过。医生讲这是季节性情绪失调。

　　季节性情绪失调常常表现为轻中度抑郁症状，与冬季日照减少有关。光照治疗有助于缓解症状，加强户外活动也有一定效果。

　　维持情绪的稳定殊为不易，尼布尔曾说：请赐予我力量，让我去接受我所不能改变的事情；请赐予我勇气，让我去改变我所能改变的事情；请赐予我智慧，去分辨两者的不同。

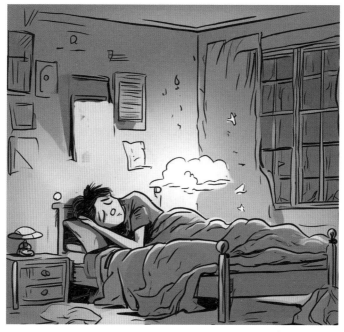

插图：尤雅民

五、疼痛与睡眠

中医讲：不通则痛，不荣则痛。疼痛相当常见，颇具意义，或可成为继血压、呼吸、脉搏、体温之后的第五大生命体征。让我们来谈谈疼痛与睡眠的互相影响。

1. 急性疼痛

一天夜里，喻阿姨睡眠中突然感觉腰不舒服，一开始没当回事，想着翻个身继续睡，可疼痛越来越重，一下子就清醒了，腰像刀剁一样痛，还伴随恶心，咬着牙、绷着劲都扛不住，叫救护车送去医院检查，诊断为泌尿系结石。这种疼痛极度剧烈，让喻阿姨刻骨铭心。

疼痛是不愉快的感觉和情绪体验，与实际或潜在的组织损伤相关。正如针刺手指，我们就会感觉疼痛，同时做出缩手动作，疼痛有预警作用，提醒我们关注损伤。中重度急性疼痛多会影响睡眠，需要对因治疗或对症止痛，方能安眠。急性疼痛症状缓解后，睡眠常常能恢复正常。

2. 慢性疼痛

喻阿姨有着20多年风湿性关节炎病史，双侧膝关节、踝关节时常隐隐作痛，阴雨天症状加重，时有肿胀。由于久病不愈，她情绪低落，时常垂泪，家人见了也跟着心里难受。

慢性疼痛一般指持续或者反复发作超过3个月的疼痛。疼痛是一种主观体验，除了组织损伤的基础病因，还与心理、社会等方面密切相关。慢性疼痛往往影响睡眠，渐渐发展为慢性失眠，失眠又会不同程度地影响疼痛体验，容易引发患者抑郁、焦虑等不良情绪。疼痛、失眠和情绪三者常常互相影响。

3. 睡眠有助于止痛?

喻阿姨的女儿时不时头痛，后颈部明显，有胀闷感，情绪波动或工作压力大时容易发作，晚上好好睡一觉，第二天头痛就好了。喻阿姨的女儿认为睡眠能缓解疼痛，甚至比镇痛药还管用。

现代医学早已不是"头痛医头，脚痛医脚"的时代。疼痛有时与压力和情绪问题相关，而睡眠有恢复精力、体力和调节情绪的作用；睡眠不足会增强大脑对疼痛的敏感性。著名睡眠学家Walker教授甚至说："乐观地讲，睡眠是一种天然镇痛药，可以帮助控制和减轻疼痛。"

4. 镇痛治疗与睡眠

有一次，医生建议喻阿姨，针对膝关节疼痛，可以采用关节腔注射激素治疗。治疗当晚喻阿姨怎么也睡不着觉，情绪高亢，一点也不困。医生分析喻阿姨对激素敏感，因而出现神经兴奋的副作用。

睡眠往往是疼痛治疗是否有效的评估指标之一。但镇痛治疗可能会影响睡眠，表现为失眠或困倦，个体差异较大。因此，患者应及时就医，要遵循规范化、合理化和个体化的原则来进行镇痛治疗。

5. 综合评估与调理

喻阿姨经过积极控制风湿性关节炎病情、抗抑郁药治疗、心理治疗、中医等个体化治疗方案，悉心调理，适当减压，症状终于渐渐好转。

对于同时患有慢性疼痛和失眠的患者，一定要关注情绪、疲劳、认知等方面情况。建议尽早控制疼痛、限制饮酒、晚上停止/限制咖啡因摄入、调理情绪，评估睡眠环境和睡眠习惯，排查睡眠呼吸暂停综合征、不宁腿综合征等疾病。

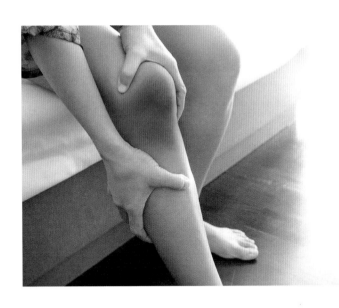

六、甲状腺与睡眠

一百多年前，医学家特鲁多提出："有时是治愈，常常是帮助，总是去安慰。"这句名言指引着医生精进医术，加强人文关怀。甲状腺是人体重要的内分泌器官之一，让我们来探寻睡眠障碍背后的甲状腺疾病可能，寻找治愈失眠的机会。

1. 甲状腺与睡眠

小柏是在读内分泌学博士，对各种激素（荷尔蒙）知识十分着迷，它们高效、传递信息、调节人体许多生理活动。体内激素有其自然分泌节律，还有极其精准的分级调节、正反馈调节、负反馈调节等机制调控其含量。

甲状腺位于颈部前方，形似蝴蝶，犹如盾甲。分泌甲状腺激素：三碘甲状腺原氨酸（T3）和四碘甲状腺原氨酸（T4），调节机体的生长发育和新陈代谢，是身体的"发动机"之一。"发动机"出了问题，自然会影响到休养生息的睡眠。

2. 甲状腺功能亢进与睡眠

最近小柏宿舍的一位同学总是抱怨每天睡不着，睡着后很快就醒，晚上听着别的同学均匀的呼吸声更增烦闷；特别能吃却逐渐消瘦，白天疲乏、无力，记忆力减退，他认为是睡眠不好闹的，甚至开始吃起安眠药。

甲状腺过度活跃（激素分泌过多）会导致高动力状态：情绪烦

躁、易怒、疲乏、失眠（神经系统兴奋性增强）、食欲亢进、体重下降、心跳快、手抖、多汗、眼球突出等多种症状。<u>医生问诊失眠的时候，还要留意这些甲状腺功能亢进的表现，寻求失眠相关的可治疗因素，及时进行干预。</u>

3. 甲状腺功能减退与睡眠

小柏的博士课题是研究甲状腺与睡眠。每每遇到精神萎靡、白天困倦的患者，小柏总是观察外貌和表情，多询问情绪、食欲、体重，是否有怕冷、怕热和出汗等情况，如果临床症状怀疑甲状腺功能减退，就要进一步检测体内甲状腺激素水平。

甲状腺激素分泌减少会造成代谢缓慢，表现为情绪低落、面部水肿、表情淡漠、困倦、嗜睡、疲劳、体重增加、心跳慢、说话慢、怕冷、少汗等。<u>多种多样的临床表现，都会直接或间接地影响睡眠状态，大大降低患者好眠的概率。</u>

4. 甲状腺与阻塞性睡眠呼吸暂停综合征

小柏在临床观察到一些阻塞性睡眠呼吸暂停综合征的患者，确实合并甲状腺功能减退，有时小柏就想：是甲状腺增大压到气管，呼吸不畅导致睡眠呼吸暂停？还是甲状腺激素降低导致肺部通气不足呢？

甲状腺功能减退与阻塞性睡眠呼吸暂停二者之间的关系在学术界还未有定论，对阻塞性睡眠呼吸暂停人群是否有必要筛查甲状腺激素水平，观点也并不一致。<u>这种未明的关联，并不妨碍临床中个体化的细致问诊、查体和必要的化验检查。</u>

5. 甲状腺与不宁腿综合征

　　小柏的叔叔夜间双腿发热、发麻，各种不舒服，动一动走一走后能减轻些，影响睡眠。刚巧他体检时发现患有甲状腺功能亢进，经过治疗后，腿部感觉异常的症状也慢慢减轻了。

　　这一病例确实不常见，甲状腺激素水平异常或许是不宁腿综合征的一个潜在可治疗因素，其机制可能与多巴胺水平相关。

　　诊治睡眠障碍的过程中，甲状腺是可干预的切入点之一。告诉医生相关表现，医生也会详细询问相关症状，细致检查，及时处理。

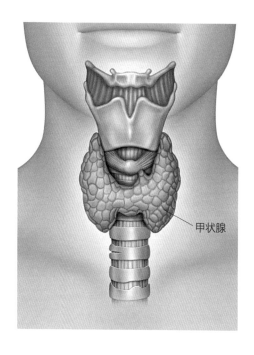

甲状腺

七、血糖与睡眠

甜、酸、苦、辣、咸人生五味中，很多人最喜爱甜味。吃甜食可以促进人体多巴胺的分泌，使人产生满满的愉悦感。血糖和睡眠之间有着密切而复杂的关系，同步控制血糖和调整睡眠十分重要。

1. 关于糖的那些事

小水在读医科大学的时候，看到季美林先生的《糖史》，其中有产地与运输，有用途与工艺，更有千年的文化交流；书中讲直到最近几百年，随着甘蔗种植和工业发展，糖开始进入千家万户，用量飞速增长。小水不禁思考：人类进化千年的糖代谢能力，能适应百年来成倍增长的糖摄入吗？

食物（包括糖）进入体内后，代谢的中间产物——血糖（血液中的葡萄糖）——是身体重要的能量分子。在神经系统和激素等调节作用下，血糖的摄入和消耗处于动态平衡，浓度相对稳定。长期超负荷的进食终将导致人体精密的血糖调节能力下降。

2. 睡眠与血糖代谢

有一次，小水和同学为校报组稿《睡眠的作用》，他们广泛查阅资料，发现：睡眠期间人体各种生命活动强度降到最低，有助于能量储存；睡眠期间神经内分泌网络、生物节律等都在调节血糖代谢……小水对于"充足睡眠，元气满满"的理解又加深一层。

睡眠对于代谢有重要调节作用，长期睡眠不足/睡眠质量下降往往兴奋交感神经，影响褪黑素等激素分泌，升高血糖，降低身体控制食欲和糖代谢的能力，引发肥胖。研究表明，长期睡眠时间小于5小时会增加糖尿病的患病概率。

3. 睡不好影响血糖控制

小水爷爷患糖尿病20多年，最近爷爷的血糖水平出现明显波动，小水纳闷：每顿饭吃多了？多吃甜食了？忘记吃降糖药了？运动减少了？最后发现爷爷因为近些日子耳鸣，总是睡不好觉，因而血糖水平不稳定。调整睡眠之后，爷爷的血糖水平稳定多了。

面对人数急剧增长的糖尿病患者，控制血糖是永恒的主题。失眠容易引起血糖代谢紊乱，睡懒觉和进食不规律也可能影响白天血糖水平，所以当血糖水平不稳定的时候，记得关注睡眠情况。

4. 糖尿病影响睡眠

小水初到临床，接诊一位失眠患者，他有糖尿病病史，手脚发麻、有刺痛感，晚上难受得睡不着觉。小水对患者手脚发麻进行对症治疗，按需给予安眠药，嘱咐患者要控制血糖平稳。

糖尿病患者血糖控制不佳导致的口渴、多饮、多尿等表现可能影响夜间睡眠；糖尿病慢性并发症如周围神经病、胃轻瘫等可能会导致入睡困难、睡眠片段化、早醒等症状。因而糖尿病患者要积极控制血糖，防治并发症，改善睡眠状态。

5. 糖尿病与阻塞性睡眠呼吸暂停综合征

小水在临床工作中发现，2型糖尿病患者中体型肥胖者，容易出现夜间打鼾、憋醒、白天困倦等症状，经多导睡眠监测往往诊断为阻塞性睡眠呼吸暂停综合征。

阻塞性睡眠呼吸暂停综合征是一类睡眠疾病，导致夜间间歇缺氧和睡眠片段化，通过增强交感兴奋性、降低胰岛素敏感性等机制影响血糖代谢。阻塞性睡眠呼吸暂停综合征和糖尿病二者互相影响，关系密切，临床中要注意伴发的可能，积极干预。

人类认识自身、维护健康的道路，从来都是百转千回。控糖饮食已成趋势，血糖高和睡不好之间互相影响，糖尿病患者要睡好觉，失眠人群也要关注血糖水平。

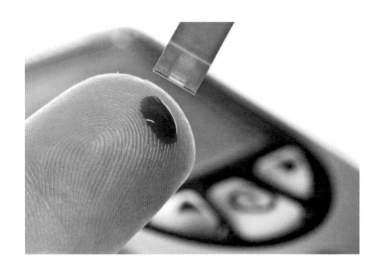

八、补眠

现代社会中睡眠不足的人相当常见。让我们来聊聊补充睡眠的正确打开方式。

1. 透支睡眠

小窦在一家上市公司做财务，一年几次赶报表的时段总要忙到飞起，体力和脑力超负荷运转，透支睡眠更是常态。小窦白天哈欠不断，脾气暴躁。小窦总盼着忙过这段时间，好好睡几天，把欠下的睡眠债都补回来。

睡眠是健康的基石，每个人不同阶段所需的睡眠时长不同。<u>睡不够睡不好或多或少会影响白天的状态，长期透支睡眠就会损害健康</u>。睡眠可不是缺多少补多少，也不会一次性补齐，而是需要少量多次补充，一点点恢复。

2. 打盹

小窦晚上睡不好，白天工作虽能按时完成，但还是感觉疲累，效率不高。有几次开会，小窦甚至睡着了，差点打呼噜，醒来惊出一身冷汗。还有几次小窦实在太困，坐着坐着就眯着了，几分钟的打盹后，醒来觉着工作效率提高了许多。

现实中，如果睡不够、睡不好，那么连续工作会更增困意。<u>这时可以在保证安全的前提下，白天适时打个盹，小睡一会，醒来情绪和效率都会焕然一新。</u>

3. 生物钟紊乱

以前小窦熬夜后，上床倒头就睡；渐渐地，夜间想睡却睡不着，早上想起却起不来，白天昏昏沉沉，食欲减退，甚至注意力很难集中，总是记不住事，小窦担心自己未老先衰。

睡眠受到昼夜节律和稳态系统的调控，白天清醒时逐渐积累睡眠压力，夜间困意渐浓，就会想睡觉。每天固定时间上床，固定时间起床，生物钟才能稳定运行，睡和醒自然会适时切换。小窦应尽量控制熬夜，晚上按时上床，早上按时起床。

4. 星期一综合征

小窦奉行"平时睡不够，周末睡个饱"。他周末睡得晚，起得更晚，甚至一觉睡到中午，正好早饭和午饭一起吃。时间一长，周日晚上睡不着，周一又要按时早起，上班时乏力、困倦、胸闷、注意力不集中，情绪十分低落。

这是典型的"星期一综合征"。星期一状态不佳与周末生物钟紊乱密切相关。尽量避免平时睡眠不足，不要周末过度晚睡、晚起，应维持生物钟稳定。

5. 周末/假日补眠

小窦体验到周日补眠影响周一状态，认为周六补眠最合适，比如一周累计少睡了5小时，那么周六一口气补上5小时就行了。但是，他起床后头昏昏沉沉的，并没有清爽舒适的感觉。

睡眠差的人，补眠尤其要慎重。如果想在周末或假日早上晚起补眠，可以比工作日起床时间延迟1~2小时。首先，要维持生物钟稳定；其次，每晚正常睡眠中要经历4~5个睡眠周期，不同时段的睡眠内容不同，一次性增加睡眠时长并不能偿清多日累积的睡眠债务。这和"饥饿许久，不能一次性进食太多"是一个道理。

自律给你自由，让我们尽可能做到规律生活，注重身体和情绪的不适信号，掌握补眠方法，及时调整不健康的睡眠方式。

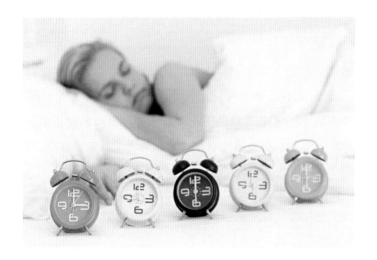

九、午睡

《黄帝内经》讲：子时大睡，午时小憩（子时是晚上11点到凌晨1点，午时是中午11点到下午1点）。社会工业化后，人的工作节奏和环境发生了很大变化，午睡有时变得难以企及。而且午睡也并非人人都爱，现代社会对午睡的争议颇多。

1. 什么是午睡？

小章从小到大一直有午睡习惯，毕业后进公司，午休时间短暂，吃过饭就要继续工作。小章下午感到头昏昏沉沉，哈欠连天，效率低下，常常是熬过下午两三点钟，困劲就过去了，才恢复些精神。后来，小章索性喝咖啡来提振下午的工作状态。

午睡最早是为避免夏季暑热而采取的保存精力和体力的一种方式，也是上午睡眠需求累积（稳态调节）的结果。现代社会发展迅速，生活节奏加快，午睡已然不是"自由选项"。

2. 午睡多久？

最近小章被公司派到南方地区拓展业务，那里中午休息时间长，好多同事中午要睡20分钟到1个多小时不等。午睡醒来，有的人几分钟内就精神抖擞，有的人恍惚着要半个多小时才能完全清醒。

午睡也是睡眠，依然有睡眠分期。午睡时间过长或从深睡眠中醒来后容易出现警觉性、计算力、反应速度等功能暂时下降，这是睡眠惯性。为避免睡眠惯性，推荐午睡时长为20~30分钟。

3. 午睡注意事项

　　小章中午瞧着同事们，有吃过饭抓紧时间午睡的，有饭后活动一会再睡的；午睡姿势多种多样：趴在桌子上睡，靠在椅子上仰头睡，在折叠椅上枕着颈枕或抱枕睡……

　　有机会午睡又愿意午睡的人，一定要选对时间、地点和姿势。①午饭不要油腻，不要吃得过饱，饭后最好等十多分钟以后再开始午睡。②尽量避免在有风的地方午睡。③不推荐趴着午睡，更不要枕着胳膊、压着眼睛睡。④仰着睡可能会伤及颈椎。⑤如果条件允许，当然是平躺着睡最舒服。

4. 谁适合午睡？

　　小章的哥哥在大学教书，每天早上6点起床跑步，中午如果不睡，下午就崩溃。有段时间为申请课题忙到很晚，上床后也想着课题的事，1个多小时后才能睡着。听说失眠的人午睡是不对的，他也就不敢午睡了，整天都是昏昏沉沉的状态。

　　午睡是文化的沿袭、个人的习惯、自我的体验，不可一概而论或强制要求睡或不睡。学生、体弱者可以适当午睡。有基础疾病的老人在午睡时要注意血压降低或心脑血管疾病风险；失眠者要就失眠原因和个人情况综合分析，再决定是否限制午睡。

5. 午睡必须睡着吗？

　　小章的大姨非常注重养生，每天中午饭后拉上窗帘，带好眼罩，只等午睡降临。偏偏大部分时间都睡不着，大姨躺了1个多小时，最多也就睡10分钟，时间一长，大姨对午睡是求而不得，非常苦恼。

午睡必须睡着是一种思维定式，越紧张睡眠，越难以得到睡眠。应放松心态，午休时间做一做腹式呼吸、冥想等，即使不能睡着，也能养精蓄锐，放松身心。午睡不是必选项，有时甚至不是自选项。

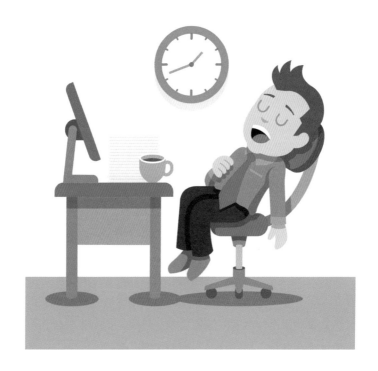

SLEEP

第五章

睡眠与疾病

一、帕金森病与睡眠（1）

帕金森病是一种常见的神经系统疾病，睡眠障碍可能发生在帕金森病发病之前或之后。对二者适度了解和恰当维护有助于延缓病情进展，提升生活质量。

1. 认识帕金森病，调整情绪

云奶奶是一位大学教授，个性细致且好强。5年前，云奶奶出现手抖、动作缓慢的症状，医生诊断为帕金森病，她吃上药之后，动作缓慢的现象有所好转，可是手抖的情况还是存在。云奶奶怕走在校园里遇到老朋友，索性不出门。她上网浏览帕金森病的相关讯息，越看越心惊，越看越忧伤。

很多帕金森病患者对疾病的理解有偏差，因而低落、恐惧。不良情绪（尤其是抑郁情绪）可能在帕金森病运动症状发生之前出现，也可能伴随帕金森病全病程，常常影响睡眠。实际上，帕金森病是一种常见的神经系统退行性疾病。尽管目前尚不能阻止或治愈帕金森病，但它一般不影响寿命，个体化综合治疗和全程管理往往可以有效控制症状，提升生活质量。更为重要的是，帕金森病的治疗手段和效果不断取得突破，现有的药物治疗和手术治疗可以极大缓解患者的症状，干细胞疗法、基因治疗等新型治疗方法更是令人满怀期待。

2. 全面评估睡眠状况

云奶奶年轻时经常熬夜备课，之后入睡很快，只是偶尔遇到事情时容易睡不着。退休之后她有些失落，睡不着的情况略有增多。确诊帕金森病之后，云奶奶开始担心自己不能动怎么办，担心成为子女负担，入睡变得越来越难，即使睡着之后也会很早醒来，再睡很难，人憔悴许多。邻居送了一片安眠药，她吃了很快入睡，还真是有效。

睡眠障碍是帕金森病相当常见的非运动症状之一，其表现形式多样：失眠（以睡眠片段化和早醒为主）、快速眼动睡眠行为障碍、日间过度嗜睡、不宁腿综合征和睡眠呼吸暂停综合征等。原因可能与药物、疾病表现或疾病本身等多种因素有关，需要细致询问病史，全面评估帕金森病和睡眠状态，不推荐自行用药。

3. 失眠与抗帕金森病药物相关

云奶奶去医院看睡眠科医生，医生问她用药情况，发现她只要觉着美多芭（多巴丝肼片）药效差些，就自行增加剂量，目前每日总量偏大。医生建议云奶奶略减美多芭剂量，加用小剂量普拉克索，同时给予睡眠健康教育等指导，云奶奶的睡眠有所改善。

帕金森病的发病与脑内多巴胺水平降低有关，治疗常常补充多巴胺。多巴胺作为一种重要神经递质，也影响着睡眠与觉醒。有学者认为，多巴胺能药物对睡眠有双重作用，小剂量可改善睡眠，大剂量容易导致失眠或诱导其他睡眠障碍。因而帕金森病合并失眠患者要咨询专业医生，兼顾多方临床表现，优化治疗方案。尽量避免夜间服用司来吉兰或金刚烷胺。

4. 失眠与帕金森病其他症状相关

云奶奶的一位老同事也患有帕金森病，最近白天症状还好，夜间尤其难过：尿频、翻身困难、小腿抽痛……睡觉总是醒了再睡、睡了又醒，断断续续，相当苦恼。医生调整用药方案，使用多巴胺能药物缓释剂，同事的夜间症状有所好转，睡眠也连续起来。

帕金森病的运动症状（尤其是夜间运动症状）和非运动症状（包括其他睡眠障碍等）都可能影响睡眠。在细致分析病情的基础上，治疗方案的个体化调整有多种方式，如适当增加多巴胺能药物剂量或次数，使用缓释剂或贴剂，加用其他类抗帕金森病药物或手术等，具体的选择还要由医生在充分评估的基础上，权衡利弊进行决策。

5. 失眠与帕金森病自身病变相关

云奶奶的一位远房亲戚也有帕金森病，夜间睡不好觉。云奶奶自觉抗帕金森病经验丰富，细致询问亲戚得知：既往睡眠良好、心态尚可、多巴胺能药量不大、帕金森病症状并不影响睡眠……云奶奶最后也没有分析出一丝线索。

帕金森病作为一种神经退行性疾病，可能会累及负责睡眠/觉醒调控的脑区、影响神经递质平衡，进而导致失眠。失眠可能在帕金森病病程中的任何时段出现，可以按需小量服用安眠药，但要注意评估跌倒、白天困倦等风险。

很多时候，帕金森病患者的失眠原因并不单一，多因素的共同作用更需要医生细致询问病史、综合评估和随访观察。

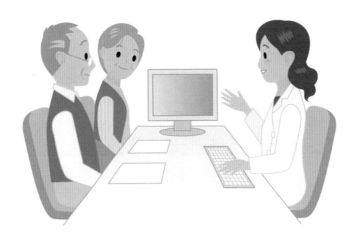

二、帕金森病与睡眠（2）

在有限的就医时间里，医生和患者往往更多关注运动症状，如果患者能结合自身睡眠问题提出疑惑与线索，将大大有助于医生制订治疗方案时兼顾睡眠。医患"如切如磋，如琢如磨"，携手提升睡眠质量和时长，进而改善生活质量，或可延缓帕金森病进展。

1. 帕金森病与日间过度嗜睡（EDS）

苏爷爷到北京女儿家小住，女儿发现他每晚早早上床，睡睡醒醒，睡不踏实，偶有轻微鼾声，并无憋醒，白天却一次接着一次打盹，走路渐慢，整个人有些萎靡不振。女儿带苏爷爷到医院就医，诊断为帕金森病。

许多帕金森病患者白天困倦，爱打瞌睡，饭后尤其明显，严重者出现日间过度嗜睡，无法维持正常生活状态，甚至还有清醒时突然入睡的状况。这些或轻或重的症状在帕金森病的早期、中晚期均可能出现，原因复杂多样：帕金森病疾病进展（昼夜节律紊乱等）、用药影响（多巴胺能药物，抗抑郁药，安眠药等）、夜间睡眠障碍等。治疗时要个体化分析原因，遵医嘱尝试光照疗法或药物治疗等。

2. 帕金森病与快速眼动睡眠行为障碍（RBD）

苏爷爷的一位老战友夜间睡觉时经常大喊大叫，挥拳动腿，好几次摔下床，万幸没有骨折。苏爷爷曾经听说夜间喊叫动作可能发展成帕金森病，不禁有些担心，催促着老战友赶紧去医院瞧瞧。

正常人在做梦时不会乱说乱动，可是RBD患者会将梦境中的话说出来，梦中的动作表现出来（梦境演绎行为）。出现RBD症状，并不意味着将来一定会发生帕金森病，但要提醒患者和家属留意动作缓慢、步态不稳、认知下降和幻觉等表现，一旦出现应及时就诊。如有条件可做多导睡眠监测（PSG）协助确诊。RBD可在帕金森病运动症状发生之前数年或发生之后出现，治疗首先要保证卧室睡眠环境安全（尖锐家具包角，防坠床保护等），其次排查用药因素（一些抗抑郁药等有此类不良影响），遵医嘱酌情用药。褪黑素是一线选择；如果服用氯硝西泮，要注意跌倒和认知功能障碍等风险。

3. 帕金森病与不宁腿综合征（RLS）和周期性肢体运动障碍（PLMS）

苏爷爷用上抗帕金森病药物后，白天适时晒太阳，在女儿郊区的自留地里搭起喜欢的蔬菜棚，每天进进出出浇水施肥，避免经常打盹。渐渐地白天不再困倦，精气神好了许多。可是新出现晚上总觉着双腿虫爬感、痒感，不疼也不肿，就是极度不舒服，下地走走能好些，影响入睡，白天症状却明显减轻。家人有时见到苏爷爷在睡眠中多次不自主地下肢抖动。医生检查后诊断为"贫血""不宁腿综合征"以及"周期性肢体运动障碍"。

不宁腿综合征常见于帕金森病患者，临床表现多种多样（可能与帕金森病部分症状重叠），影响夜间睡眠。有些患者能找到病因，如铁缺乏或代谢障碍、多巴胺功能紊乱、药物影响（多巴胺受体拮抗剂、抗组胺药、抗抑郁药等）、肾病、糖尿病等。治疗目标是缓解症状，根据发作频率和病情选择治疗方案，如非药物治疗（避免咖啡因、酒精等）和药物治疗（补铁、小剂量使用多巴胺受体激动剂等）。苏爷爷贫血，医生尝试给予补铁治疗，RLS和PLMS症状有所缓解。

4. 帕金森病与睡眠呼吸障碍（SBD）

苏爷爷经常上网，看到帕金森病患者可能伴发阻塞性睡眠呼吸暂停（OSA），后果还挺严重。苏爷爷不禁有些担心，自己偶有打鼾，会不会就是OSA呢？

帕金森病患者上气道改变和神经退变可能引起睡眠呼吸障碍的发生，其中以OSA最为多见。OSA反复呼吸暂停低通气和帕金森病互相影响，加剧二者病情进展。做多导睡眠监测（PSG）可以明确OSA诊断，治疗以持续气道正压通气（CPAP）为主，谨慎使用安眠药，尤其是苯二氮䓬类药物。

5. 帕金森病睡眠障碍的综合治疗和全程管理

苏爷爷做PSG除外OSA，终于放下包袱，不再忧虑病情，稳定情绪，每天踏实生活，照顾小菜棚，合理饮食，适当锻炼，有症状及时和医生讲。后来在医生的建议下，做了脑深部电刺激（DBS）治疗，帕金森病的运动症状和非运动症状等情况控制得还不错。每天早起到用药之前这段时间，苏爷爷甚至觉得即使没吃药活动起来也挺顺畅（睡眠获益）。

帕金森病是一种复杂的神经系统退行性疾病，多种睡眠障碍可以出现在帕金森病运动症状之前或之后，甚至几种类型先后出现，重叠混杂，影响患者生活质量和帕金森病进程。这就需要医患携手，探寻睡眠障碍的病因，建立信心，从睡眠卫生入手，非药物治疗为先，兼顾全局治疗方案，全程追踪管理。

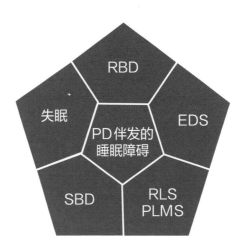

三、老年性痴呆与睡眠

如果时间划伤了记忆，岁月冲淡了情感，睡眠能做些什么呢？让我们尝试了解老年性痴呆患者，对他们多些包容和理解，尽力做到关爱与尊重。本文谈谈老年性痴呆与睡眠。

1. 睡眠与记忆

潘爷爷年轻时是一名会计，处理各种数字得心应手，记忆力超强。他最喜欢睡前背唐诗，似乎睡上一觉，记忆加深一层，第二天一早记得更好，隔几天再重复背几次，唐诗就背熟了。

睡眠确实有助于记忆的巩固。睡眠时，暂时存储的记忆由大脑的海马传出，传到大脑皮质整理并形成固定记忆，长期存储。学生拥有充足的睡眠时间，有助于巩固知识点的记忆，提升学习效率。

2. 衰老与记忆

潘爷爷和儿子住在一起。儿子看着潘爷爷由风华盛年渐渐两鬓染霜，走入需要人扶助的老年。儿子时常感叹潘爷爷的思维不再敏捷，记忆也不再精准。有几次潘爷爷见到老朋友，名字就在嘴边，却记不起来，一经提醒才恍然想起。

记忆力与年龄息息相关。人到老年，大脑功能逐步衰退，出现健忘表现，但是症状较轻，对生活影响不大。"莫道桑榆晚，为霞尚满天。"自然看待年龄增长，监测血压、血糖等指标，戒烟限酒，适当锻炼，积极参加社会活动，坚持学习，维护睡眠，调整心态等，都有助于维护良好的记忆力。

3. 早发现，早治疗

　　曾经有一段时间，儿子发现潘爷爷经常戴着眼镜找眼镜，有时去菜市场买菜付过钱却忘记拿菜，晚上睡不好，白天经常打盹。去医院检查，被诊断为"轻度认知功能障碍"。

　　轻度认知功能障碍表现为超出正常生理衰退范畴的认知功能减退（包括记忆、定向力、注意、计算、分析等）。研究发现，睡眠障碍会导致脑内代谢垃圾（包括β-淀粉样蛋白等）清除减缓，增加老年性痴呆风险；反之认知功能障碍又会影响睡眠时长与质量，二者相互作用。因此，在常规治疗轻度认知功能障碍的同时，还要重视睡眠问题，调整睡眠状态，或可延缓病情进展。

4. 应对病情进展，关注睡眠障碍

　　渐渐地，儿子觉得潘爷爷的记性越来越差，刚刚说过的话一会就忘了，经常藏些吃的东西，时不时疑心儿子偷拿自己的东西。有几次儿子发现潘爷爷夜间打鼾，打着打着还会暂停一会。经过医院检查，潘爷爷已经进展到痴呆，同时伴有阻塞性睡眠呼吸暂停综合征。

　　老年性痴呆是一种常见的神经退行性疾病，睡眠障碍可能在其发病之后或之前数年出现，二者互相促进。老年性痴呆的睡眠障碍相当常见，主要有失眠、日间过度嗜睡、睡眠呼吸障碍、睡眠觉醒节律紊乱、异态睡眠（快速眼动睡眠行为障碍、不宁腿综合征）等，留意并解决这些睡眠问题，是老年性痴呆规范治疗方案中的重要一环。潘爷爷遵医嘱夜间带上呼吸机，睡得比以前踏实多了。

5. 因为懂得，所以心痛

潘爷爷早年喜欢吹口琴，以前还能时不时吹上一段，最近却是兴致全无，脾气越来越暴躁，有时傍晚时分大声喊叫，行为激越，有时整晚都不睡觉，来回走动。家人深受困扰。

潘爷爷这种表现是因昼夜节律紊乱导致的精神行为异常，常在老年性痴呆晚期出现。对于本就风雨飘摇的痴呆患者家庭，夜间睡眠问题往往更添一份忧心。目前老年性痴呆尚不能治愈，药物和非药物治疗只能减缓疾病进展。对于老年性痴呆，好眠或许是一份难得的助益。

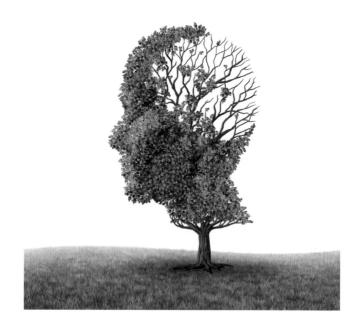

四、打鼾与睡眠

文学家苏轼有诗："少思多睡无如我，鼻息雷鸣撼四邻。"睡觉打鼾（打呼噜）常被认为睡得好、睡得香，可事实并不尽然。

1. 打鼾

葛叔叔工作忙、应酬多，经常喝酒晚归，睡觉打呼噜。起初家人觉着葛叔叔是太累了，所以睡得香沉。后来发现葛叔叔的鼾声竟然打打停停，似乎有憋气现象。

睡眠时肌肉松弛，上呼吸道（鼻/咽/喉）狭窄，气流震动，引发打鼾。很多人劳累、饮酒后偶尔打鼾，多属正常现象。少部分人伴有夜间呼吸受限/暂停和缺氧，这种情况要尽早诊治。

2. 成人阻塞性睡眠呼吸暂停综合征

葛叔叔肉眼可见地发胖，脖子渐粗，夜间除打鼾之外，时有憋醒，憋醒之后大口喘气。晨起头痛，白天困倦，有几次开会竟然睡着了，记忆力下降，情绪暴躁。葛叔叔的一位朋友听说过阻塞性睡眠呼吸暂停综合征，建议葛叔叔去医院检查。

阻塞性睡眠呼吸暂停综合征是一种常见的睡眠疾病，表现为鼾声间歇、憋醒、白天困倦、注意力下降、记忆力下降和情绪不稳等。夜间呼吸暂停/通气不足会导致血氧含量偏低，触发微觉醒（自我感觉不到觉醒但脑电活动有改变）/觉醒，破坏睡眠连续性。醒后呼吸急促，血氧恢复正常水平，再次入睡，如此反复睡眠觉醒，睡眠质量差，晨起特别不舒服。

3. 减体重与侧卧位睡眠

医生让葛叔叔做多导睡眠监测（采集并分析睡眠中脑电图、眼动电图、肌电图、胸腹呼吸、血氧饱和度等多种指标的一种检查），结合葛叔叔的临床表现和查体结果，诊断为中度阻塞性睡眠呼吸暂停综合征。治疗方案中葛叔叔首先要做的就是减轻体重和侧卧睡觉。提到减肥，除了心动，更要有行动。

除遗传因素外，下颌偏小/下颌后缩等面部结构、颈围（脖颈周长）过长、肥胖、吸烟、饮酒者容易患有阻塞性睡眠呼吸暂停综合征，仰卧位舌根后坠，增加患病风险。积极纠正可控因素是必要的治疗手段：减体重、侧卧睡、慎用安眠药、避免饮酒等，或可减轻阻塞性睡眠呼吸暂停的症状。

4. 夜间佩戴呼吸机

葛叔叔减重和侧卧位睡觉后打鼾有所缓解，白天困倦的程度稍稍减轻。医生治疗方案中还推荐夜间佩戴呼吸机。葛叔叔初见呼吸机的样子，有些发懵和抵触，在医院戴上面罩睡的第一晚，葛叔叔踏踏实实睡了个好觉，第二天早起清清爽爽，舒服极了。

阻塞性睡眠呼吸暂停的治疗是根据病因、临床表现类型等多方因素综合制订方案，因人而异。呼吸机［主要是持续气道正压通气治疗（CPAP）］是多数中重度阻塞性睡眠呼吸暂停患者的治疗首选，通过正压气流保证夜间呼吸道通畅。口腔矫治器、手术等方式都是可选的治疗方法。

5. 早发现，早治疗，避免严重并发症

　　葛叔叔戴上呼吸机半年多，白天精神抖擞，周身轻快，记忆力和注意力也有所好转，就连多年的高血压也平稳了许多。久病成医，葛叔叔庆幸自己发现打鼾、憋醒和白天困倦等症状时能够及时得到诊断和治疗，调整睡眠的同时也避免了很多健康问题的发生风险。

　　阻塞性睡眠呼吸暂停综合征与高血压、心脏病、脑血管病、2型糖尿病等多种疾病关系密切，互相影响。及时阻断阻塞性睡眠呼吸暂停综合征的进展，意义非凡。

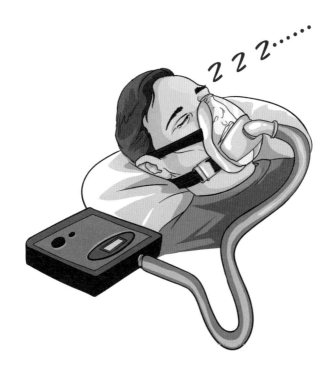

五、不宁腿综合征与睡眠

不宁腿，就是不安宁的腿，怎样都不舒服，忍不住想动一动。"见微知著"是通过微小的变化，推测整体和发展趋势。从腿部的不适追踪到脑部的异常，最终归类为睡眠/神经疾病，这是现代医学对不宁腿综合征的探知。

1. 难以忍受的腿

最近奚阿姨夜间准备睡觉的时候，总觉着两条腿深处刺痒、灼热，难受极了。下地走走会舒服些，停下来时难受的感觉很快又回来，为此奚阿姨烦躁不安。奇怪的是，晚上睡上一觉第二天早起什么症状都没有了。这种夜间加重、白天消失的腿部异常感觉特别令人崩溃，医生的诊断是"不宁腿综合征"。

不宁腿综合征比较常见，症状表现多样，程度轻重不一，以腿部难以描述的不适感觉和腿部运动冲动为特点，有时累及上肢和躯干等其他部位。日积月累，往往影响患者睡眠和生活。不宁腿综合征的诊断要注意同关节炎、下肢痉挛等其他疾病鉴别。

2. 追寻相关因素

奚阿姨情况越来越重，有时夜间上床、下床要折腾好几次，筋疲力尽，影响睡眠。医生认为这与奚阿姨患有肾病常年透析有关，用药后奚阿姨的症状有所缓解。

一部分不宁腿综合征患者可以找到相关因素，比如缺铁性贫血、妊娠、慢性肾病（特别是透析患者）、药物等（如抗组胺药、多巴胺受体拮抗剂和某些抗抑郁药等）。不宁腿综合征的发病机制与中枢神经系统铁缺乏和多巴胺能系统功能紊乱等因素相关。化验关注血常规、血清铁蛋白、转铁蛋白饱和度等项目。

3. 孕妇的困扰

奚阿姨的女儿怀孕期间双腿也出现类似症状，虽然症状轻微，但奚阿姨还是很担心。女儿到医院检查，被诊断为缺铁性贫血合并不宁腿综合征。医生常规给予补铁治疗，同时嘱咐女儿要按时睡眠、不熬夜、局部按摩、适当运动。

不宁腿综合征的治疗要根据病情轻重、发作频率、相关因素等综合考虑。首先应消除或减少相关因素的影响，非药物治疗包括养成良好睡眠习惯，避免或减少摄入咖啡因、茶、尼古丁、酒精等，睡前按摩双腿，应用物理疗法、针灸治疗等。药物治疗须遵医嘱。

4. 症状恶化和冲动控制障碍

奚阿姨的一位朋友也有不宁腿综合征，服用多巴胺受体激动剂治疗1年后药效渐渐减弱，本来在晚上出现的腿部不适，提前到下午5点就开始出现，走路缓解程度也大不如前。他的情绪非常低落。

有些不宁腿综合征患者用多巴胺能药物一段时间后会出现症状加重，严重者甚至有冲动控制障碍（强迫购物等），这就需要医生综合分析，调整用药。治疗不宁腿综合征的同时也要注意评估患者情绪，必要时给予调整。

5. 周期性肢体运动障碍

女儿偶然发现奚阿姨睡着以后有时出现双腿膝关节反复不自觉屈曲，每次发作持续几分钟，自行停止，一夜能发作好几次。但奚阿姨仍然睡着，浑然不知，第二天白天精神萎靡，总犯困。

有些不宁腿综合征患者夜间睡着后伴发刻板反复的腿动（脚趾、踝关节、膝关节或髋关节可能参与运动），偶见于上肢。多导睡眠监测可明确夜间肢体动作的时间、频次等特点，是诊断周期性肢体运动障碍的必要检查。治疗不宁腿综合征的同时可以兼顾周期性肢体运动障碍。

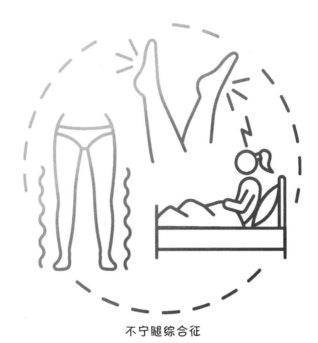

不宁腿综合征

六、周期性肢体运动障碍

如果说不宁腿综合征是入睡前醒着时自我感觉到的肢体不适，那么周期性肢体运动障碍多指睡着以后不自知的肢体运动（腿部常见）。

1. 入睡抽动

范阿姨有一种现象挂怀多年：偶尔快睡着的时候，腿猛然间一抖，身体似乎有一种坠落感，虽然惊了一下，很快也就睡着了。范阿姨觉得虽然这不太正常，但也不是什么了不得的大事。直到退休之后，范阿姨才开始关注这个身体情况，想着去医院问问医生。

这种睡眠过渡期突然、短暂、闪电样的肌肉收缩是一种正常的生理现象，可能与情绪，运动等因素相关。这不属于周期性肢体运动，不影响睡眠时无需特殊治疗。医生需要就此与多种疾病相鉴别，只是有这种经历的人可能心有不安。

2. 周期性肢体运动

范阿姨熬夜追剧，无意中发现老伴睡着后竟然有一阵一阵的动作：大拇趾外展、脚踝和膝关节弯曲。老伴却似乎没有感觉，睡得还挺香。范阿姨早上问老伴，老伴一点也不知情，说睡觉而已，啥也没发生啊。

睡眠中发生的周期性肢体运动表现为间歇的、规律的重复运动：脚趾伸展、踝关节、膝关节和髋关节部分屈曲等（多位于腿部）。周期性肢体运动同多巴胺能系统紊乱、遗传、脊髓神经传导或代谢异常等因素相关，前半夜多见，健康人也可能出现。

3. 周期性肢体运动与相关疾病/因素

范阿姨参加大学同学聚会，听一位老同学提到她有不宁腿综合征，夜间睡着就会有一阵一阵的腿动，描述的样子和自家老伴非常类似，范阿姨就想这种腿动的现象莫非还牵涉其他疾病？

确实许多不宁腿综合征患者表现有周期性肢体运动（多为周期性腿动）。实际上，周期性肢体运动可伴发于许多疾病：不宁腿综合征、快速眼动睡眠行为障碍、发作性睡病、睡眠呼吸障碍、帕金森病、抑郁症等。一些药物如5-羟色胺再摄取抑制剂、锂剂等或某些安眠药等停药均可能诱发周期性肢体运动。

4. 周期性肢体运动障碍

范阿姨几天前无意中帮助一位失眠多年的老邻居找到了病因。聊天时听到邻居家人说起邻居夜间睡眠不好，总是醒来，白天昏昏沉沉，睡眠时腿动，范阿姨立刻提醒他们去医院做检查，最后确诊为"周期性肢体运动障碍"。

如果说周期性肢体运动是一种症状表现，周期性肢体运动障碍却是一种睡眠疾病。除了影响睡眠，有白天困倦表现之外，还要进行多导睡眠监测，显示有符合诊断标准的腿动，除外前文提到的周期性肢体运动相关的疾病或因素，除外其他可能导致失眠的原因等，才能最终诊断为"周期性肢体运动障碍"。

5. 治疗的把握与选择

范阿姨老伴睡眠时腿抖，却不影响睡眠，白天也不困倦。范阿姨不放心，拉着老伴做了多导睡眠监测，尽管看到脑电微觉醒，医生还是只建议健康饮食、注意睡眠卫生和作息规律。范阿姨打听到老同学在同时治疗不宁腿综合征和周期性肢体运动，而老邻居诊断"周期性肢体运动障碍"之后一直在遵医嘱用药。

病情不同，治疗方案也不尽相同。对于周期性肢体运动，关注点要更多放在相关疾病、影响因素、影响睡眠的程度、病情发展变化等方面。非药物治疗（规律健康的生活方式等）或药物治疗要因人而异，因病情而异。

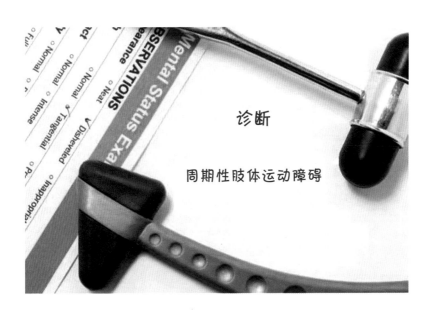

七、快速眼动睡眠行为障碍

周星驰的电影作品里有一句台词："做人如果没有梦想，跟咸鱼有什么区别？"这是清醒状态下的思考。可是当睡眠中的梦猛然呈现出来，还是会伤着自己或吓到家人。这种发生在快速眼动睡眠期的行为障碍（RBD）是一种常见的睡眠疾病。

1. 当梦照进现实

彭叔叔退休之后的日子放松、闲适，但最近家人发现他后半夜有时大喊大叫，推醒后彭叔叔说自己当时在做梦。一次彭叔叔家人发现彭叔叔睡觉时动作幅度很大，从床上跌到地上。

睡眠期（包括非快速眼动睡眠期和快速眼动睡眠期）大脑并没有"休息"，反而忙碌着巩固记忆、清除代谢垃圾、维持呼吸、分泌激素等事情。人类生动的梦境多在快速眼动睡眠期出现，这一时期的大脑没能有效地麻痹身体，出现同梦境一致的挥拳与喊叫，好像在直播梦的动作和语言，医学称之为"梦境演绎行为"。

2. 探究缘由

彭叔叔和家人一开始都没把梦话和动作当回事，想着谁还没点好情绪和坏情绪，发泄出来也好。可是情况越来越严重，几乎每晚彭叔叔都睡不安稳，坠床的次数越来越多。家人越来越不放心，带着彭叔叔去了医院。

快速眼动睡眠期的脑电图同清醒期的类似，大脑消耗能量比较多，四肢肌肉处于麻痹状态。RBD患者脑干功能受影响，肌肉不再处于麻痹状态，表现为随梦境出现的肢体活动，多导睡眠监测可见快速眼动睡眠期肌电图异常。

3. 特发性RBD

彭叔叔确诊RBD后上网一查吓一跳：原来RBD可能是帕金森病等疾病的早期症状。从此他天天忧心，吃不下、睡不香，认为自己这辈子没指望了，觉得这些病太可怕，不知道该怎么办。家里人也跟着着急：有什么办法能阻断这几种疾病的发病呢？

如果只有RBD的表现，而没有其他疾病症状，这是特发性RBD。特发性RBD患者数年或数十年后可能出现神经系统变性疾病（帕金森病等）。建议到神经内科完善相关评估和检查，熟知该病相关症状（若有苗头尽早就诊），规律生活，摆正心态。神经系统变性疾病的发生是概率问题，也有可能不发病；退一步说，即使发病，医学进展日新月异，未来针对神经系统变性疾病的研究极大可能有新的突破。只需跑赢医学发展的大盘，特发性RBD患者多年后即使发生神经系统变性疾病，也可以维持高质量的生活。

4. 继发性RBD

彭叔叔在医院认识一位病友小胡，小胡诊断"发作性睡病"2年。小胡近来夜间睡不踏实，有时喊叫和踢腿，到医院做多导睡眠监测，证实合并"快速眼动睡眠行为障碍"，他情绪特别低落。

大脑方寸之地，神经网络互相联系紧密，继发于其他疾病之后的RBD并不少见。RBD作为这些疾病的一部分，为睡眠带来了一定困扰。继发性RBD常见于发作性睡病、脑干肿瘤/脑血管病、神经系统变性病（如帕金森病）等，药物如抗精神病药物、某些抗抑郁药等也可诱发RBD。除发作性睡病本身影响之外，小胡在治疗发作性睡病猝倒时应用的抗抑郁药也有诱发RBD的可能，需要调整用药。

5. 保护好自己，保护好家人

彭叔叔和家人决定活在当下，不为将来焦虑。他们先从改造卧室做起：移除可能碰伤的尖角家具，安装床档，铺上地毯或厚垫子，确保同床的家人不被打伤，等等。

RBD治疗首先要防范夜间睡眠动作带来的伤害。还要注意规律作息时间，减少情绪波动和刺激性物质（如饮酒，咖啡等），识别可能相关的其他疾病，如阻塞性睡眠呼吸暂停综合征、发作性睡病等。其次要减少发生的频率和严重程度，遵医嘱用药。一线用药有氯硝西泮和褪黑素等。

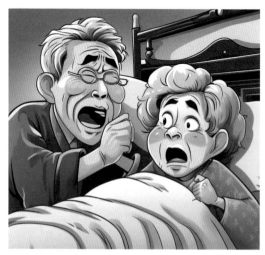

插图：尤雅民

八、发作性睡病

正常人每天24小时总是在清醒、非快速眼动睡眠和快速眼动睡眠三种状态之间转换。不同状态各司其职，有条不紊，一旦状态切换不顺，或是状态略微混杂，就会出现问题。

1. 睡不知所起，一往而眠（日间思睡）

小郎的老师发现小郎上课总是犯困，时不时就睡着。老师找家长沟通，妈妈却说小郎晚上睡觉时间挺长的，晚9点上床睡觉，早上7点多还赖床不起。妈妈想着多睡觉有助于记忆，有助于消除身体疲惫，一开始并没有放在心上。

发作性睡病患者几乎都会出现白天睡眠发作（不论时间和地点）：走路、交谈、开会、上课等都可能发生；持续时间长短不等，醒后可保持一段时间的清醒。不同患者日间思睡的程度有轻有重。睡眠–觉醒的调节涉及多个脑区互相作用，有多种神经递质参与，发作性睡病患者的这类调节功能并不稳定。

2. 笑而瘫软（猝倒）

小郎出现白天多睡的情况1年多之后，又有新的症状：每次大笑或者情绪剧烈波动的时候，小郎都会腿软，有时候甚至跌在地上，整个过程小郎都知道，也能很快恢复站立。妈妈意识到情况不对，带着小郎到医院检查。

发作性睡病分为1型和2型。1型的特征性表现是猝倒（突然的情绪反应诱发的瞬间肌肉瘫软），脑脊液中下丘脑分泌素水平显著下降；2型无猝倒发作，脑脊液中下丘脑分泌素水平无明显变化。**猝倒形式多样，轻微者只是表现为眼睑下垂、头下垂、面部表情异常、口齿不清、屈膝等。**这是由于清醒时突然插入快速眼动睡眠片段，肌肉失去张力而出现瘫软，意识清楚且很快恢复。

3. 睡眠瘫痪和入睡前幻觉

小郎到医院做了多导睡眠监测和日间小睡试验（日间多次睡眠潜伏期测试），诊断为"发作性睡病"。小郎听到一位病友说："他多次早上朦胧醒来，发现四肢动不了，喊也喊不出声音，好在过了几分钟就渐渐恢复正常。"

病友这种表现是睡眠瘫痪（又称睡眠麻痹/鬼压床），有时会伴有幻觉。这是由于病友在快速眼动期醒来（大脑已经清醒），四肢却还处于快速眼动期的麻痹状态，状态切换错位以至于出现这种糟糕的体验。有些发作性睡病患者睡前还会出现幻觉，可能与清醒期直接切换至快速眼动期梦境相关。睡眠瘫痪或幻觉表现多样，有些发作性睡病患者并无此种经历，正常人却可能偶尔出现睡眠瘫痪或睡眠幻觉。

4. 相关睡眠疾病

后来家人发现小郎有时说梦话，有动作但幅度不大，症状与压力有些关联，渐渐地小郎夜间越来越睡不安稳（睡眠片段化）医生诊断为快速眼动睡眠行为障碍（RBD）。

发作性睡病患者有时合并周期性肢体运动、阻塞性睡眠呼吸暂停综合征、快速眼动睡眠行为障碍等睡眠疾病，同时伴有焦虑、情绪低落、疲乏感、学习/工作能力减退等表现。

5. 早识别，早诊断，早治疗

每当同学们用异样的眼神看他、嘲笑他，小郎就特别痛苦。医生建议小郎夜间保证充足和规律的睡眠，白天合理安排小睡，适当锻炼，合理用药，同时向老师和同学说明情况，尽量取得大家的理解和支持。

发作性睡病多于儿童期或青年期起病，症状多样，需要与多种疾病鉴别；早识别、早诊断、早治疗对于患者减轻痛苦、稳定情绪意义重大；个体化用药（促觉醒药物，抗猝倒药物和调整夜间睡眠药物等）需要专业医生指导；控制症状、调节情绪状态、提升生活质量是其治疗目标。

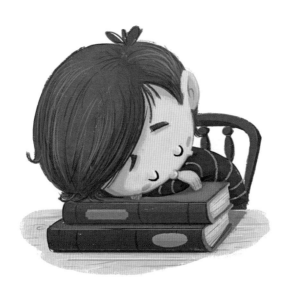

九、睡眠–觉醒时相延迟障碍

"夜间睡不着，早上起不来"到底是正常、懒惰，还是疾病呢？让我们来认识睡眠–觉醒时相延迟障碍。

1. 生物钟——你有、我有、全都有

鲁姐有段时间上早班，每天定早上5点15分的闹钟，时间一长，鲁姐总能在闹钟响起前一两分钟醒来。鲁姐笑着说："自己身体内自带闹钟，到点就醒，还挺准时。"

每个人的体内都有一个自带闹钟——生物钟——位于大脑视交叉上核，其作用之一是调控内源性昼夜节律，包括睡眠–觉醒节律（按时睡觉，按时起床）。根据体内褪黑素分泌曲线、核心体温曲线，可以评估睡眠–觉醒时相/时间段。

2. 晚睡晚起是懒吗？

鲁姐的女儿放暑假，每天后半夜才睡，睡到中午才起。鲁姐为此担心不已，说："常言道，早睡早起身体好，早起的鸟儿有虫吃。我女儿这样懒，将来可怎么办？"

人类为适应地球的自转和公转（太阳东升西落等）而形成了接近24小时的昼夜节律，由生物钟调节，代代遗传。生物钟也受环境中光信号、进食、运动和社会活动等因素影响。现代社会夜间光照明亮、活动丰富，几乎重新设定了鲁姐女儿的生物钟（晚睡晚起）。

3. 晚睡晚起是病吗?

鲁姐的姐姐听说外甥女晚上不睡、早上不起,就和鲁姐讲:"一定要带去医院看看,睡眠疾病有很多种,这是不是其中一种呢?"医生了解到鲁姐的女儿入睡和觉醒时间相对稳定,睡眠时长和质量基本正常,白天活动和情绪也都正常。只是家长有些不安和不理解。

医生让鲁姐女儿做连续1周的睡眠日记/体动记录仪记录,结果显示女儿的主睡眠时间段在凌晨2: 30-11: 00,虽然现在尚不能诊断为疾病,但与开学后正常的学生作息节律不一致,医生建议其晨起晒太阳,尽快做适当的调整。

4. 入睡困难,醒来更难的住校生活

暑假2个月很快过去,鲁姐女儿的作息没有太大改善,开学住校,晚上熄灯之后,她翻来覆去2个多小时才能入睡。早上有课的时候,起床尤为艰难,白天困倦,注意力不集中,上课也打不起精神,有几次差点睡着了,情绪渐渐烦躁。这种情况持续1个多月,不得已又去看医生。

医生此时的诊断为睡眠-觉醒时相延迟障碍。针对这种情况,安眠药的效果并不好。医生建议首先养成良好的睡眠习惯,其次通过时间疗法(传统且有效)、光照疗法或褪黑素治疗,调整睡眠-觉醒时相至正常作息时段。鲁姐的女儿系统应用光照疗法之后,生物钟重返23: 00-7: 30时段,再次开启元气满满的学生生活。

5. 睡眠–觉醒时相的维护

转眼到了寒假，这次鲁姐的女儿没有再熬夜，与在校作息保持同步，早上醒来尽量去外面晒太阳；偶有晚睡情况，也按时起床；午睡安排在每天中午20～30分钟，继续维持23：00-7：30的作息时间。

对于睡眠–觉醒时相异常的调整与维护，光照疗法简单、有效。大脑的视交叉上核（生物钟）根据接收光线的变化，调整体内褪黑素分泌，进而影响核心体温，调节睡眠–觉醒节律。对于光照疗法的照射强度、照射开始时间、照射时长和适合人群，仍需咨询专业医生。

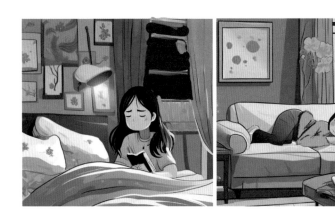

插图：尤雅民

SLEEP

第六章

失眠

一、"控"与"放"，它是个难题

军事上有一句口号："战略上藐视敌人，战术上重视敌人。"这句话用在失眠问题上也非常具有指导意义。首先不要怕失眠，要相信自己有好眠的能力，继而从科学的角度重视和调整每一个与睡眠相关的细节，把握好"控"与"放"的关系。

1. 放弃执念

韦女士自小睡眠浅，学生时代压力大，常常吃不下、睡不好。最近常听到睡眠的重要性和睡不好的危害性，因此韦女士对睡眠制定了计划，并严格执行：一定要在晚上11点之前上床睡觉，每天睡眠8小时。可事与愿违，韦女士的睡眠情况越来越糟糕。

睡眠和觉醒的机制十分复杂，当下是要放弃对睡眠的执念和要求，重新审视在睡眠这件事情上，我们能做的有什么……

2. 放松心态

韦女士平时很注重饮食和健康，很早就使用智能手表、手机APP等监测睡眠情况，心情随着这些监测数据起起伏伏，失眠严重时或监测结果不好时又忧虑又着急。睡眠不好始终是无法解决的大问题。

对睡眠指标而言，你检，或者不检，它就在哪里；你急，或者不急，它还在那里。怕失眠比失眠本身更可怕。我们应该做的是放松心态，行动起来，科学解读数据，合理调整睡眠。

3. 控亦有道

　　这几年韦女士白天工作忙，经常喝咖啡提神；夜间睡不好，靠安眠药来睡觉。时间一长，咖啡和安眠药几乎成了每天的标配。韦女士的爱人却是截然相反：宁可睡不着，也不肯吃安眠药，怕安眠药成瘾或耐药。

　　治疗失眠的方法总比困难多，但也要有正确的认知，选择合适的方法。韦女士这样做虽然有了睡和醒的自由，但埋下的隐患不少。韦女士的爱人畏安眠药如猛虎也不合适，遵医嘱短期小量口服安眠药是安全的。

4. 控之平衡

　　为了好眠，韦女士试了很多办法：听舒缓音乐、泡脚、戴眼罩和耳塞、盖重力毯、使用睡眠仪……只是刚开始的新奇和欣喜很快归于平淡，信心和耐心也渐渐消磨了，最后只有安眠药这一棵"救命稻草"。

　　对于睡眠这件事，选择比努力更重要。让我们把目光投向自身：你的一天，由清晨暖暖的阳光开始；中午小憩，换一个能量满满的下午；合理安排运动和放松，拥有张弛有度的生活；重要场合，一杯咖啡会让你思维敏捷……从整体的角度，以平衡的观念，用科学的方法，一个个地调整细节，找回自然的睡眠规律，终将收获好眠。

5. 控之节奏

在医生的建议下，韦女士重新审视自己的睡眠问题，纠正错误观念，调整生活节奏。可韦女士总是心急：这样调整会好吗？如果还是睡不好怎么办？不觉得有效果啊？调整这么久了怎么还是睡不好啊？

播下一颗行动的"种子"，收获一种习惯。通向好眠之路是一个过程，需要时间累积，肯定不会速成。知道睡眠是什么，知道自己能做什么，知道自己不要做什么，并采取行动，那么你正在一步一步地向好眠的目标靠近。

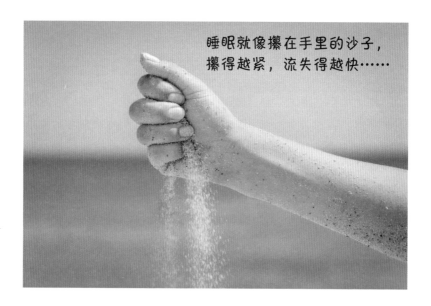

睡眠就像攥在手里的沙子，攥得越紧，流失得越快……

二、谁在掌控睡眠？

睡眠是人的主动行为？还是疲劳后的被动休息？如果明确睡眠的本质，我们就不必焦虑，不必僵化对睡眠的认识，不必有执念，不必以错误的行为去期待实现好眠的目标。

1. 睡眠是本能

小昌是睡眠医学在读博士，跟随导师出门诊的时候遇见很多失眠患者对睡眠求而不得：或越挫越勇，遍寻各种方法；或立志掌控，一定要主导睡眠；或麻木茫然，不知何去何从；或恐惧挫败，一蹶不振。导师总是耐心讲解：睡眠是本能，自我意识不能掌控睡眠；解决睡眠问题要用科学的理念和方法，逐步调整。

梁实秋先生以大师的敏锐，对睡眠的感悟与科学理念（睡眠是本能）完美契合。他曾在《睡》中写道："我们每天睡眠八小时，便占去一天的三分之一，一生之中三分之一的时间于'一枕黑甜'之中度过，睡不能不算是人生一件大事。可是人在筋骨疲劳之后，眼皮一垂，枕中自有乾坤，其事乃如食色一般的自然，好像是不需措意。"

2. 日出而作，日落而息（昼夜节律系统）

小昌想着人的状态只有两种：要么睡，要么醒。大脑作为人体"司令部"，当然要花大力气精准调控睡眠。小昌了解到脑内有着复杂交错的睡眠和觉醒促发神经网络，睡眠-觉醒调控方面广受认可的是双过程模型，即昼夜节律系统和稳态系统。

昼夜节律系统的调节总部在下丘脑视交叉上核，是体内时钟，其作用之一是调控定时睡觉、按时醒来。昼夜节律最初为适应生存环境进化而来，现已成为一种周期接近24小时的内源性自主节律。光照是调节和重置昼夜节律最重要的外在因素，褪黑素则是最重要的内在因素。

3. 睡久必醒，醒久必睡（稳态系统）

小昌认为"稳态系统"特别好理解，简单讲就是清晨起床后睡眠压力（腺苷等）开始累积，随着时间推移越积越多，困意袭来，入睡后睡眠压力逐步消退，直至清晨醒来。当然这其中还有许多神经网络调控和其他递质的共同参与。通俗地讲，就是醒得越久，困意越浓；睡得够久，就会自然醒来。

白天，昼夜节律系统使人体处于清醒阶段，稳态系统渐渐累积睡意，清醒多于睡意；夜晚来临时，昼夜节律系统中清醒信号渐弱，稳态系统的睡意累积至高峰，睡眠开始；睡眠过程中，昼夜节律系统使人体处于睡眠阶段，稳态系统的睡意渐渐释放，二者协同作用维持整夜睡眠状态，直至清晨昼夜节律系统和稳态系统再次开启白天模式。这两种机制互相协调，共同完成睡眠-觉醒状态的调控。

4. 中医的睡眠观点

小昌的爷爷是一位老中医，平时经常听爷爷讲一些中医的观点。《黄帝内经》认为："阳气尽，阴气盛，则目瞑；阴气尽而阳气盛，则寤矣。"这是睡眠的根本规律。营气卫气（脾胃运化所产生的水谷精气）周身有序运行决定睡眠-觉醒的转换。《景岳全书》讲："神安则寐，神不安则不寐。"心神也影响着睡眠。

　　中医讲"天人合一，道法自然"。中医的睡眠理论和昼夜节律变化密切相关，阴阳平衡，气血相合，同时关联脏腑和神志状态。这与西医对睡眠机制的研究理论颇有重叠。

5. 睡眠-觉醒的平衡之道

　　小昌学习了睡眠-觉醒调控的昼夜节律系统和稳态系统之后，了解到机体还有调节清醒的"清醒系统"。白天人处于压力状态，清醒系统活跃；夜晚人要睡觉，清醒系统活动减弱，人感到放松、安全，进而安稳入眠。

　　睡眠和觉醒就在跷跷板的两端，这种周密复杂、相互制约、动态平衡的机制吸引人们更加深入地探索和研究，二者博弈的结果决定人是睡还是醒。如果按时睡按时起/光照等能稳定昼夜节律，生活习惯（补眠方式/喝咖啡时间等）尽量不干扰稳态系统，晚上适当放松以减弱清醒系统，那么好睡眠就水到渠成（本能）。但如果主观上执着于掌控睡眠，那么过度焦虑和忧心反而会导致睡不着、睡不好。

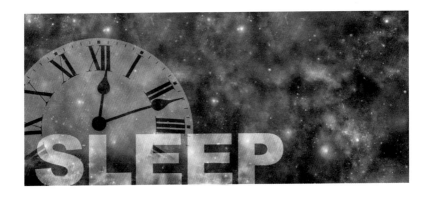

三、何来失眠?

睡眠是极为自然的主观体验,失眠却有着严谨的诊断标准。让我们探寻失眠病因,尽力从根源上适当调整和阻断失眠,恢复本能的睡眠力。

1. 您失眠了吗?

研究生小马跟着导师出门诊,经常看见睡不着睡不好的患者。导师特别重视询问患者白天的状态:困倦、疲劳、注意力、记忆力、情绪等。导师跟小马讲:睡眠是主观体验,白天状态差印证着夜晚的睡眠不好。

在睡眠机会/睡眠环境充足的前提下,有入睡困难(睡不着超过30分钟)、睡眠维持困难(半夜醒来超过30分钟)、早醒(比平时醒来时间提前超过30分钟)等,白天功能受损(如疲劳、注意力不集中、嗜睡等),每周大于3次、持续时间大于3个月,除外其他相关疾患,可以诊断为慢性失眠。如上述症状持续时间短于3个月,是急性失眠/适应性失眠。

2. 失眠的病因假说之易感因素

小马带着疑问:"失眠是怎样来的?"他查阅到1987年Spielman教授等提出了失眠三因素模式,其中包括易感因素、诱发因素和维持因素影响。

易感因素是指不同人患上失眠的容易程度不同。失眠门诊常常见到个性追求完美、遇事担忧思量、容易紧张焦虑的人，这些特质在工作和生活中可能是精益求精、追求极致的优点，但在睡眠这件事上，容易出现失眠问题（易感因素接近失眠界限）。

3. 失眠的病因假说之诱发因素

小马记起自己有一次考试挂科了，得知挂科当晚几乎一夜没睡，切身体验到在诱发因素（考试挂科）的作用下，出现入睡困难/急性失眠。好在第二天白天小马尽管犯困，也没有补眠，仍能在晚上按时上床睡觉，睡眠恢复正常。

易感因素是失眠基础，诱发因素是失眠诱因。但这两种因素人为可调控的空间不大。随着时间的推移，诱发因素在失眠中的作用慢慢减弱，3个月之后易感因素和诱发因素的叠加作用几乎降低到失眠界限之下。但在维持因素的作用下，失眠持续呈现。

4. 失眠的病因假说之维持因素

小马学习了Spielman的失眠三因素模式之后，十分庆幸自己当年挂科后一宿没睡的第二天白天没时间补眠，这阻断了继续发生失眠的可能。第二天晚上按时睡觉，没有破坏睡眠节律。

失眠的维持因素是失眠持续存在/慢性化的不恰当应对信念和行为。这是失眠认知行为治疗中重点调整的内容。常见的维持因素有："早早上床等觉来""睡不着觉真糟糕，第二天啥也干不了""努力睡肯定能睡着"等行为和念头。

5. 过度觉醒假说

小马在门诊看到很多失眠患者特别关注失眠、非常努力睡觉，相当忧虑失眠，这些对失眠并无益处，相反会加重失眠。"失眠→关注/努力/忧虑→失眠加重→更加关注/努力/忧虑"，如此循环往复，慢性迁延。这些失眠患者早起仍觉疲惫、敏感、紧张、反应慢、记忆力下降。

失眠病理生理机制中"过度觉醒假说"广受认可，简单说就是神经在白天和黑夜都很兴奋：脑电波频率快、自主神经活动失衡（交感兴奋）、某些激素/因子分泌增加等。

《国际睡眠障碍分类（第3版）》慢性失眠诊断标准

必须满足 A-F	
A. 患者主诉/家长发现/看护者发现，以下一项或多项症状	·入睡困难 ·睡眠维持困难 ·早醒 ·不能按时上床睡觉 ·没有父母/看护者的陪伴则无法入睡
B. 患者主诉/家长发现/看护者发现，以下一项或多项日间功能受损	·疲劳/不适感 ·注意力不集中、记忆力下降 ·社交功能受损，职业/学业表现下降 ·心境障碍/易激惹 ·日间嗜睡 ·行为紊乱（如多动、冲动、攻击性行为） ·做事情主动性下降 ·容易发生错误或事故 ·对于睡眠状况不满意

续表

C.	睡眠不足不能单纯由睡眠机会不充足或睡眠环境不佳解释
D.	夜间睡眠障碍及相关的日间症状至少每周3次
E.	夜间睡眠障碍及相关的日间症状至少持续3个月
F.	不能用其他睡眠障碍解释

四、失眠的形成与执念

　　王阳明先生在《传习录》中讲："知为行之始，行为知之成。"对睡眠越了解，就越自信；有了睡眠自信，行为就不太容易偏颇。让我们放下睡眠执念，还原自身睡眠力吧。

1. 那年那月的那些"好眠"时光

　　苗女士在工作和生活中个性独立、好强，在经历无数个被迫清醒的夜晚之后，很怀念大学时代想睡就睡、想熬夜就熬夜的青春时光。有时候苗女士就在想，难道是人到中年，睡眠能力就因此变得支离破碎了吗？

　　睡眠是自然、反复出现的生理状态。在生物钟（昼夜节律系统）、稳态系统和清醒系统的调控下，睡眠和清醒交替出现，维持稳态。青年时代经常熬夜破坏了生物钟稳定，为后来的失眠埋下了隐患。

2. 睡不好初显现

　　苗女士刚工作那会儿，压力大，加班多，虽然偶尔睡不好，但对工作和生活没有大影响，苗女士也就没当回事。

　　偶尔睡不好很常见，压力大、思虑过多、睡前喝咖啡等都可能是失眠的原因。苗女士放松的态度是好的，就比如一日三餐中偶尔一顿饭吃得少没关系，下一顿正常饮食就能调整回来。睡眠也有很强的自我调节能力，但一定要留意睡不好的原因，以规律作息、减压放松等方式来调整。

3. 失眠忧虑

一次苗女士接了一个大项目，连续1个月白天吃饭不香，晚上睡不着觉。项目谈成之后，好睡眠并没有如期出现，苗女士不禁有些担心：以后要是总睡不好可怎么办？我一定要努力想办法搞定睡眠这件事。

在诱发因素（接手大项目）的作用下，苗女士出现急性失眠。这时最重要的原则是及时阻断失眠，而不是怀着对失眠的忧虑，做出控制睡眠的种种不恰当行为。

4. 控制失眠带来挫败感

苗女士坚信努力决定一切。决心努力控制失眠之后，她颇费了一番心思：买了一款极贵的床垫，每天早早上床，戴上腕表精准记录每天睡眠情况，等等。一番操作下来，睡眠没有一点好转的迹象，苗女士懊恼不已，继续绞尽脑汁想办法，半年多过去了，苗女士还是睡不着、睡不好。

控制睡眠的心态和紧张的行为（失眠维持因素）令苗女士步入慢性失眠阶段。睡眠是人类的本能，可以顺从自然规律去调整，却不能以努力的心态去掌控。试图掌控睡眠的人太过于紧张，行为极端，很难取得好的效果，随之而来的挫败感又令人无所适从。

5. 恐惧睡眠

失眠持续几年不见好转之后，苗女士对睡眠又敬又怕，每天太阳还没落山，就惦记今晚会不会睡不好？几点能睡着？会不会又是一夜无眠？后来白天也不能静心做事，总希望夜晚慢点到来……

　　对待睡眠要有平常心，放下掌控欲和恐惧感；对待睡眠要有信心，恢复好睡眠需要时间和耐心。调整睡眠的方法没有绝对的对错，依从睡眠科学理论，让原本就存在的睡眠能力顺畅运作，睡眠就会一点点好转。

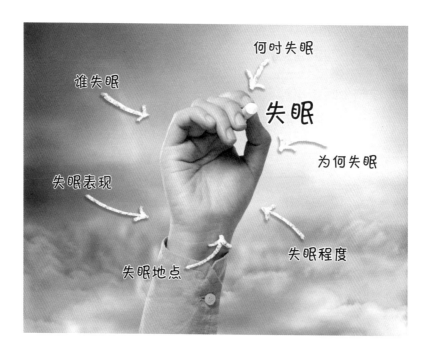

五、对于失眠，医生的关注点

夜里辗转反侧、求睡而不得的失眠患者各有各的苦楚。如何自我观察和记录？如何同医生高效沟通病情？医患携手，知己知彼。让我们看看医生对失眠的关注点有哪些。

1. 失眠病情询问

小凤大夫出门诊经常遇到失眠的患者，刚开始小凤大夫觉得治疗失眠特简单，吃安眠药就成，一片不行就两片，两片不成再换另一种药。随着临床经验的积累，小凤开始询问患者具体几点上床、几点入睡、几点醒来、几点起床、睡不着时的状态、白天是否困倦、白天情绪、白天工作/生活状态等细节信息。

医生诊疗需要收集第一手资料，抽丝剥茧、层层分析。如前文所述，每个人的昼夜节律系统、稳态系统和清醒系统都有其自身特点；失眠的易感因素、诱发因素和维持因素各有缘由，结合睡眠状况/环境细节、白天状况、既往病史/用药史等信息，患者的个体化睡眠状态才能完整地呈现出来，为诊断和治疗失眠提供依据。

2. 自我记录（睡眠日记）

在门诊的问诊时间有限，小凤大夫经常鼓励患者每天早起记录前一晚的睡眠情况，这就是睡眠日记。睡眠日记是一种比较直观的方式，可以记录上床时间、睡眠潜伏期、入睡时间、醒来时间、起床时间、睡眠品质、午睡、日间困倦情况、白天精神状态等。

根据睡眠日记，我们可以估算睡眠潜伏期、在床时长、睡眠时长，算出睡眠效率［睡眠效率=（睡眠时长/在床时长）×100%］，以及应用咖啡/酒/药物情况和运动的时间，对影响睡眠/生活的习惯有初步了解。

3. 失眠相关量表

对于需要更细致了解失眠情况的患者，小凤大夫会建议患者填写量表，常见量表有《失眠严重程度指数量表》《匹兹堡睡眠质量指数量表》《Epworth嗜睡量表》《睡眠信念和态度量表》、焦虑和抑郁相关量表等。

量表评估简单、快捷，可以反映实时的睡眠状态、白天困倦程度、睡眠信念和情绪状态等，连续测评能反映病情变化或治疗效果。只是向患者解释量表意义时需要慎重，避免给患者带来紧张等不良情绪。鉴别其他睡眠疾病等特殊情况时，小凤会建议患者做多导睡眠监测。

4. 治，还是不治？

小凤大夫有一次遇到一位腿部外伤的患者，晚上疼得睡不好觉，小凤开了镇痛药，疼痛缓解后睡眠也随之好转。小凤回顾总结：疼痛是明确引发这位患者急性睡眠问题的唯一原因，解决疼痛之后，继发的失眠也随之缓解，不需要对失眠进行治疗。

更多时候，失眠和原发疾病/共存疾病（躯体疾病、精神障碍、药物不良反应等）各有特点，互相影响。如果单纯治疗上述原发疾病/共存疾病不能缓解失眠，就要同时对失眠进行治疗。要注意某些利尿药、降压药（β受体阻断剂等）、甲状腺疾病用药、类固醇激素、非甾体抗炎药、抗抑郁药、中枢兴奋性药物、支气管扩张药、左旋多巴类药物等对睡眠的影响，必要时须调整用药。

5. 分类只为更好地治疗

小凤大夫知道，《国际睡眠障碍分类（第3版）》（ICSD-3）将失眠分为三类：慢性失眠、短期失眠（急性失眠）和其他失眠。人为划定3个月是慢性失眠和短期失眠的分界线，短期失眠要尽可能寻找并消除诱发因素，积极治疗失眠症状，阻断其转化成慢性失眠；慢性失眠重点在于纠正患者不良的睡眠应对模式和过度觉醒。

根据病因可以将失眠分为原发性失眠和继发性失眠。原发性失眠包括心理生理性失眠、矛盾性失眠/主观性失眠/睡眠状态感知障碍/假性失眠、特发性失眠、睡眠卫生不良、儿童行为性失眠等。继发性失眠指躯体疾病、精神障碍或药物导致的失眠。<u>然而临床很难将各类型失眠截然分开，许多失眠患者常常伴有条件性觉醒、睡眠卫生不良等共性因素，各亚型失眠的治疗方案有相似之处，但又各有侧重。</u>

从全生命周期来看，失眠的病程可为偶发性、复发性或持续性；不同生命阶段可能有不同的失眠表现与类型。

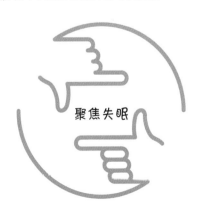

聚焦失眠

六、失眠认知行为治疗

　　失眠的人最常想到安眠药，吃还是不吃，是一个纠结的问题。有没有那么一种方法：效果之好足以让你一夜安眠，却不用担心副作用；疗效之长足以让你终生受益，却不用总去医院？如果答案是"真的有"，惊不惊喜，意不意外？这就是失眠的认知行为治疗。

1. 认知行为治疗

　　小花在大学时接触到学校心理医生，开始对心理治疗感兴趣，对现代心理治疗创始人弗洛伊德的精神分析疗法大为叹服。当接触到循证医学证据最为充分的认知行为治疗时，小花更是痴迷，认知行为治疗的核心是思维方式（如何看待自身和周围的世界）决定情绪和行为。

　　认知行为治疗是由美国心理学家Aaron T. Beck教授发展起来的一种心理治疗方法，着眼于患者不合理的认知，通过改变对己、对人或对事的看法和态度来解决问题。60多年来，该疗法广泛用于治疗焦虑症、强迫症、疼痛、失眠等疾病，效果显著。

2. 失眠认知行为治疗（cognitive behavioral therapy for insomnia, CBT-I）

　　小花平素好强、自律，工作后压力大，渐渐地晚上开始睡不着，睡着也不踏实。到医院参加为期6周的失眠认知行为治疗后，小花的睡眠有了很大改观。

失眠认知行为治疗应用于临床已有30多年，以睡眠理论为基础，以解决问题为导向，针对慢性失眠的维持因素，纠正患者不合理的睡眠信念和不当睡眠习惯，缓解担忧和焦虑情绪，调整睡眠-觉醒节律，进而改善患者的睡眠质量和睡眠时长。

3. CBT-I的疗效和内容是怎样的？

治疗之前小花查阅到，CBT-I有着完善的理论基础和广泛的循证医学证据，《中国成人失眠诊断与治疗指南》推荐成人慢性失眠治疗首选CBT-I（不论病因），其次才考虑使用安眠药治疗。

CBT-I几乎没有副作用（不用担心耐药、成瘾等），近期疗效与安眠药相当，远期疗效超过安眠药。CBT-I整合了刺激控制疗法、睡眠限制疗法、睡眠卫生健康教育、认知疗法和放松训练等方法，重点调整患者对睡眠的不合理思维、信念和行为。

4. CBT-I的治疗方式是什么？

小花进行的CBT-I是心理治疗师一对一访谈方式，疗程为6周，每周1次，每次45分钟。治疗结束时，小花已经学会自我调整睡眠的方法，常对周围朋友说CBT-I不仅授人以鱼（好眠），还能授人以渔（好眠的方法）。

CBT-I的疗程一般设定为6～8周，每周1次，每次45分钟，甚至更长。方式多样：一对一访谈、团体治疗、数字CBT-I、简版CBT-I、自助CBT-I等。CBT-I具有结构清晰、操作性强、短程高效等特点。

5. CBT-I的关键点

小花的CBT-I治疗过程中，每周都有主题，每周都有新的收获，6周疗程坚持下来，小花更加深刻地理解了"知易行难"。所谓合抱之树，生于毫末；九层之台，起于垒土；千里之行，始于足下。小花还真是从细节上一点点恢复了健康睡眠的能力。

如果说失眠患者做CBT-I的关键在于坚持，心理治疗师做CBT-I的关键在于选择适合的失眠患者和制订个体化治疗方案。治疗过程中要关注患者失眠等情况的变化，及时做出调整。

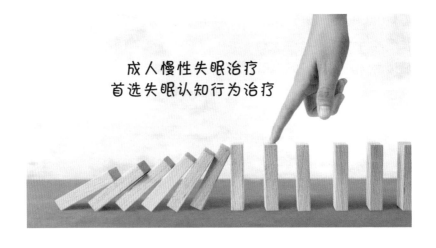

七、失眠认知行为治疗的两大核心疗法

在心理治疗的诸多方法流派中，认知行为治疗的适用范围广泛，临床试验最多，有效证据最充分。失眠认知行为治疗中，刺激控制疗法和睡眠限制疗法最为有效，睡眠卫生健康教育、认知疗法和放松训练等方法则大有帮助。

1. CBT-I是一套组合拳

方叔叔退休后就开始失眠，越睡不着，越想着早点上床、晚点起床，在床上看电视、看报纸，尽可能多休养。听说CBT-I治疗失眠不论什么原因都很有效，方叔叔就抱着试试看的心态来参加。第1次见面，治疗师问诊方叔叔详细的失眠情况之后，介绍CBT-I主要是包括5种治疗方式的有机组合。

作为一种高度结构化的心理治疗方式，CBT-I包括刺激控制疗法、睡眠限制疗法、睡眠卫生健康教育、认知疗法和放松训练等方法。每次访谈都有相应的内容安排，根据患者的接受能力和接受程度酌情选择、渐进推进、个体化调整。

2. 刺激控制疗法

第2次见治疗师的时候，方叔叔拿出1周的睡眠日记，上面记录着：每天晚上8点上床，看电视到10点，半夜12点多才能睡着，早上5点多醒，看看手机，8点起床。治疗师建议方叔叔首先要减少在床上与睡眠无关的行为（性生活可以），不要在床上阅读、看电视、吃东西等。

作为CBT-I的核心疗法之一，刺激控制疗法旨在减少患者清醒时的在床时长和行为，重建床与睡眠的稳定联结。建议患者困了再上床；如果卧床20分钟之内睡不着，最好离开床/卧室的睡眠环境，做些重复、无趣又放松的事情（比如读枯燥的书），有困意再回到床上睡觉；如果20分钟内还睡不着，再次起身离开；尽管一夜可能重复多次"仰卧起坐"，第二天一早还是要在固定时间起床，原则上白天不补眠。

3. 对刺激控制疗法的疑惑

方叔叔对治疗师的建议感到相当困惑，他认为躺在床上，有可能眯着眯着就睡着了，最不济也是一种休息，起来算怎么回事？睡不着起床既消耗体力，又消耗精力，大半夜折腾，第二天岂不更难受？

这样的想法表面合情合理，实则不然。睡眠是从昼夜节律系统和稳态系统促进困意，机体减弱清醒系统，三者共同作用产生睡意这一刻开始的。睡眠机会和睡眠能力要匹配才行，一味地早睡晚起，睡眠机会虽然多，但睡眠能力不足，容易触发条件性觉醒和情绪波动，加重失眠状态。

4. 睡眠限制疗法与睡眠压缩疗法

治疗师对方叔叔1周的睡眠日记进行分析，得出睡眠效率为：（睡眠时长/在床时长）×100%=（5小时/12小时）×100%=42%。治疗师讲方叔叔这个年纪，睡眠效率最好在85%~90%。建议他早上5点多睡醒就起床，晚上12点上床。

睡眠限制疗法的目的是让睡眠一步到位，限制在床时长至患者的平均睡眠时长，以提高睡眠效率；1周后如睡眠效率提高（大于90%），再逐步延长在床时长，每天增加15分钟；如睡眠效率下降（小于85%），则每天在床时长减少15分钟；如睡眠效率为85%~90%，则作息时间不变；每周调整一次，直至恢复正常睡眠时长。

睡眠压缩疗法与睡眠限制疗法不同，睡眠压缩疗法是逐渐减少在床时长的一种方法。即使应用睡眠限制疗法，每天在床时长也不能低于4.5小时，最终目标是提升睡眠质量，延长睡眠时间。

5. 长痛还是短痛？

接下来的几周，方叔叔和治疗师根据睡眠效率调整在床时长，调整期间方叔叔夜间想睡却不能睡，第二天上午特别难受，熬过2周才渐渐好起来。治疗师的一句话让方叔叔释怀了，治疗师讲："2周的痛苦和多年的失眠痛苦比起来，还真是短痛，还好您坚持下来了。"方叔叔说："还好我没放弃。"

刺激控制疗法重建床-睡眠联结；睡眠限制疗法压缩在床时间，虽然最初可能导致轻中度睡眠不足，后续却能获得完整香甜的睡眠。这两种方法能有效治疗入睡困难和睡眠维持困难，但要在专业医师指导下进行，谨慎用于伴有躁狂、癫痫、异态睡眠、阻塞性睡眠呼吸暂停和伴有跌倒风险等失眠人群，老年患者要酌情调整治疗方案。

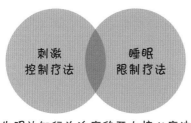

失眠认知行为治疗的两大核心疗法

八、对于失眠，你怎么看？

杯子里有半杯水，悲观的人说：可惜，杯子空了一半。乐观的人却说：还好，杯子满了一半。思维决定情绪，个人的经历、人格、文化教育背景等因素综合作用形成对失眠/睡眠的看法，认知行为治疗检视并纠正不恰当睡眠思维/信念，最终达到好眠的目标（认知治疗）。

1. 努力努力再努力，一定能睡着（主观认为睡眠可控）

实习医生小俞跟着老师出门诊。第1位患者的人生信念是"凡事努力就会成功"。可当他遇到失眠这件事，信念就不灵了，越想睡越睡不着，越睡不着越觉着没尽到最大努力，思虑着急后还是睡不着。

如前文提到，昼夜节律系统和稳态系统调控睡眠，清醒系统参与睡眠-觉醒平衡。要允许自己有睡不着的时候，不要有自己努力控制睡眠的执念，执念会激发清醒系统，继而更难入睡；睡眠是本能，自身不能掌控，但可以遵循科学规律适当调节。

2. 失眠是"生命不能承受之重"（将失眠后果灾难化）

小俞大夫遇到的第2位患者看起来非常憔悴，不断诉说失眠令她相当崩溃：睡不好导致吃不香、白天昏沉难受、身体各种不舒服、工作效率低、没心思感受家庭欢乐……似乎失眠是她所有问题的"根源"。

失眠带来的后果真的没那么严重、没那么广泛。失眠后身体会做出调整，对第2天的表现可能有影响，但失眠患者的思维和情绪夸大了失眠影响的程度和广度，增强对失眠的恐惧，睡眠就更难了。

3. 睡够8小时，才是真的好（扭曲的睡眠期望）

第3位患者给小俞留下深刻印象，这位患者医学知识丰富，特别注重养生，极为关注睡眠。每天中午要午睡，晚11点之前要睡着，睡足8小时后早上7点固定时间起床，他笃信睡眠好才能身体好、心情好！当失眠来袭，作息不稳，患者一下子就乱了阵脚。

注重养生、关注睡眠都是好事，但是不能设限：几点睡、睡多久都不是人为掌控的，遵循昼夜节律，助力稳态系统，调整清醒系统，适合的睡眠自然而然会到来。执念和设限会激发清醒系统，干扰睡眠状态，达不到要求的标准，现实和理想相距越来越遥远。

4. 早睡晚起，饮酒助眠（错误的促眠方法）

小俞大夫遇到的第4位患者是行动派，睡不着、睡不好，想办法就是了：早睡晚起，睡前运动，刷手机累到极致，饮酒助眠……效果却一点也不好。

有意愿，更要有方法。在调整睡眠的道路上，看似有用却起反作用的方法不少，早睡晚起、饮酒助眠等就是典型的反面例子。有努力，方法却不对，日积月累挫败感渐起，最终恐惧失眠，陷入恶性循环。

5. 换个角度看失眠，换个方式对失眠

小俞的导师接诊失眠患者，总会耐心询问他们的睡眠观点、

失眠对策和治疗目标，筛查不合理的睡眠信念，帮助患者重新树立正确、积极的睡眠思维，助力失眠治疗。

　　"横看成岭侧成峰"，不同人对待睡眠的观念不一致是正常的。认知行为治疗是让失眠患者以更积极、更科学的方式看待睡眠/失眠，以更放松的情绪对待失眠，以更合理的方式规范睡眠相关行为。

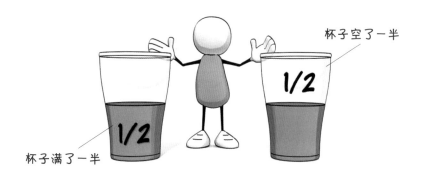

杯子空了一半

杯子满了一半

九、失眠带来的健康担忧

"行到水穷处，坐看云起时。"睡眠的重要性不言而喻。一而再、再而三的失眠之后，不妨换个角度看待失眠带来的身体不适。

1. 脱发的烦恼

任女士刚刚工作那会儿，压力很大，经常掉头发，每次洗头时看着洗掉的几十根头发真是触目惊心。痛定思痛，任女士渐渐摸索出规律：睡眠转好，脱发就少。于是睡眠成了每天必须要保质保量完成的任务。

脱发受情绪、饮食、体重、睡眠等多种因素影响，不能全部归因于睡眠。脱发治疗也要综合调理，睡眠调整只是其中一环。而且一旦对睡眠有了要求，情绪难免紧张。情绪紧张本身就会加重脱发症状；情绪紧张诱发清醒系统活跃，入睡更难，更会诱发脱发。

2. 美容觉的惦念

任女士特别在意皮肤保养，连续几天睡不好就觉着皮肤粗糙、面色晦暗、神情憔悴。只能改变化妆风格紧急补救，心里更多惦念：美容觉你何时才能回来？越着急越难入睡，越难入睡越着急。

好眠并不能抹去岁月的痕迹，失眠的调理也非一日之功。"紧张睡眠—激发清醒系统—睡不着、睡不好—对睡眠更在意、更紧张"就会形成恶性循环。破局的关键在于放松，让活跃的清醒系统"降温"。睡眠值得重视，但过度紧张反而会破坏睡眠。

3. 晚上11点入睡养肝

任女士单位有一位大姐特别重视养生，经常说："你们年纪轻，不知道睡眠有多重要，还经常熬夜不睡。晚上11点之前必须睡觉养肝，肝不好将来身体就要坏掉。"任女士听了真是旧愁未了，又添新愁。

《素问·五脏生成篇》讲："人卧血归于肝。"晚上11点到凌晨1点胆经气血最旺，凌晨1点到3点肝经气血最旺。睡眠对身体健康很重要，但有了"11点前必须睡着"的要求，反而损害自身睡眠能力（清醒系统活跃）。最佳方式就是：我重视睡眠，我重视身体健康，那么我就要以放松、舒适的方法对待睡眠。

4. 相信睡眠的调节能力

任女士的失眠持续了几个月，每天昏昏沉沉、全身乏力、精力不足。她却发现一个奇怪的现象：睡不好2天或3天之后，总会有一天能睡个好觉，接着几天又会睡不好。

清醒越久，积累的睡眠压力就越多，就越容易睡着，这是稳态系统调节睡眠的原理。科学借助睡眠调控机制，调整心态，好眠会如期而至。有一个著名的比喻：睡眠有如停在手边的鸽子，如果不去注意它，它会一直停在手边，如果你要伸手去抓，它反而很快就飞走了。

5. 失眠与疾病

任女士对睡眠的忧心刚刚放下一点儿，听到一位亲戚因为常年失眠患上糖尿病，敏感而脆弱的神经又紧绷起来。上网一查，失眠除了容易引发糖尿病，竟然和其他好多慢性疾病相关，忧心再起，入睡更难。

看到失眠引发的种种健康问题，紧张和担忧是正常心理反应，可是按照睡眠医学规律，紧张情绪之于好眠，无异于南辕北辙，不仅无益，反而有害。很多健康问题是多因素综合作用的结果。要综合考量、积极调整多方因素，不能只盯着睡眠，更不要过于担忧睡眠。

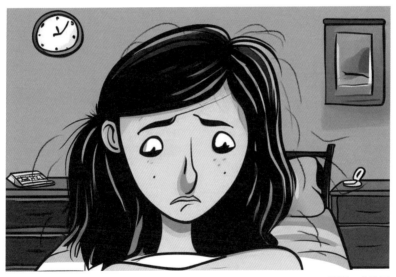

插图：尤雅民

十、失眠对工作和生活的影响

　　"问渠哪得清如许，为有源头活水来。"失眠对工作和生活的影响
到底有多深、有多广？让我们追随睡眠医学（源头）的进展，审视失
眠对工作和生活的影响。

1. 考前失眠

　　小袁大学毕业后入职一家国企，今年再度报考会计职称考试，
压力很大，想起去年考试前夜失眠，昏昏沉沉上考场，迷迷糊糊答
错题，结果考试没通过。小袁非常害怕今年又重复去年的故事。

　　<u>考前紧张导致失眠比较常见，第二天身体会调整激素分泌水平
（如提高肾上腺素水平等），这种应激调节大大降低失眠对考试的影
响。</u>经常有人考试前一夜失眠，成绩仍然不错，考试落榜可不能全让
失眠"背锅"。

2. 失眠影响工作

　　小袁为了这次考试提早半年做准备，一边抓紧时间熬夜复习，
一边忧心考试结果，夜间上床时常常脑子很清醒，一时半会儿睡不
着，白天却昏昏欲睡，疲惫不堪，又怕做错事。时间一长，小袁觉
着都是因为晚上睡不好，导致白天工作状态差、力不从心、效率低
下，总担心工作出错。

　　长期失眠会导致注意力、记忆力等能力降低，但大部分人还是能够
胜任常规工作。小袁对工作出错的担忧加重了焦虑情绪，进而影响睡眠，

这一点相当要不得。Perlis博士提到一位患者间断失眠10年（约1500天），他总是担心失眠后注意力不集中，八成会导致车祸（1500×80%=1200次），总担心失眠导致工作出错而被解雇，实际上10年间只发生车祸3次（3/1500=0.2%），被解雇0次（0%）。预估和现实的发生率差别很大，所以千万不要将失眠不良后果扩大化，不要过度紧张忧虑。长期失眠的人做一些关键、危险、单调的事情（比如驾车、决策等），还是要非常慎重。

3. 失眠影响学习

小袁的妈妈看到冬季奥运会冠军谷爱凌的成功秘诀是每天睡觉10小时（睡眠会促进身体和大脑的成长，巩固记忆），就开始催促小袁每天早早上床，多多睡觉。小袁很矛盾，一边想着早上床睡个好觉，一边心里却惦记厚厚的复习资料，越着急越睡不着，想着"睡觉不好，工作和学习就都做不好"，因而更加焦灼不安。

睡眠确实能巩固白天所学，整合加深记忆。长期睡眠不足的人容易感到精力不足，注意力分散，记忆力下降。睡眠这件事"丰俭由人"。找到适合自己的时间段就是最好的，千万不能片面追求睡眠时长。小袁处于复习阶段，需要找到睡眠和学习的平衡点，必要时可以用小睡、运动、咖啡，结合艾宾浩斯遗忘曲线等方法来提升学习效率。Jacobs博士认为只要保证5.5小时的核心睡眠，白天状态一般不会受到影响。

4. 失眠影响日常生活

小袁这次考试顺利通过，放松过后，失眠却延续下来。如果前一天失眠，那么第二天任何事都提不起精神，与家人聚餐烦得慌，朋友约玩没兴趣。小袁甚至在想：失眠让我啥都不想做，啥都做不好。

失眠容易伴发焦虑、抑郁等不良情绪，加强和夸大失眠不良后果的错误思维方式，只会让失眠的人更难睡好。小袁在诱发因素（考试）的作用下睡不好觉，在维持因素（情绪、思维和睡眠行为习惯等）的作用下，即使考试通过，也持续睡不好。实际上，前一天睡不好，身体会综合调整状态，第二天仍然可以正常生活。以积极的态度看待失眠，纠正夸大失眠不良后果的思维方式，是好眠的重要一环。

5. 必要时寻求专业帮助

小袁的表姐失眠多年，常常到小袁家诉苦：夜间睡不着时常心慌气短，打120电话叫急救车去过好几次急诊，检查和化验结果都正常；表姐因为失眠丢了第一份工作，第二份工作也岌岌可危，生活也是一团乱。

从"扁鹊见蔡桓公"到日新月异的现代医学，未病先防、早医早治的理念从未改变。当失眠成为生命不可承受之重的时候，建议寻求专业医师的帮助，尽早回归正常生活。让我们积极地看待失眠对工作和生活的影响，不夸大、不忽视。

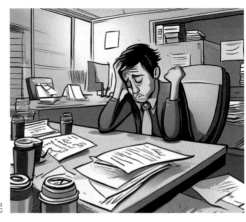

插图：尤雅民

十一、睡眠卫生建议

"细节决定成败"对于睡眠这件事，从大处着眼，细微处着手，逐一审视我们生活中的习惯，校正对睡眠不利的点点滴滴，期待睡眠越来越好。第三章详细论述睡眠卫生重点内容，本节作为失眠认知行为治疗的睡眠卫生治疗总括列举（引自Matthew Walker教授著作《Why We Sleep》）。

1. 坚持固定的作息时间。

2. 每天锻炼，但睡前2～3小时不锻炼。

3. 不吸烟，中午之后避免摄入含咖啡因的食物（咖啡、茶、可乐、巧克力等）。

4. 睡前避免大量饮酒。

5. 深夜不能暴饮暴食。

6. 尽量避免使用影响睡眠的药物。

7. 午睡时间不超过下午3点。

8. 睡前放松（阅读、听音乐等）。

9. 睡前洗热水澡。

10. 睡眠环境舒适、凉爽、安静、无光。

11. 早上适当晒太阳。

12. 醒来20分钟或感到焦虑、担忧时，离开床，有困意再上床。

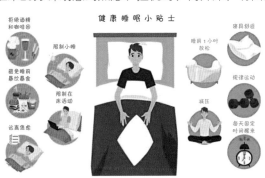

十二、放松疗法

公众场合讲话时紧张相当普遍，但有多少人试过深呼吸以平复心境；双手握拳全身用力，然后突然放松，告诉自己"我叫不紧张"；讲个笑话做开场等方法？这些对睡眠又有哪些借鉴？

1. 什么是放松疗法？

柳大夫值急诊夜班，经常半夜起来接诊患者，做检查、开医嘱，一番忙碌之后，往往夜已深，天未亮。柳大夫躺在休息室床上，身体疲惫却精神活跃，想睡却睡不着，后来学习了腹式呼吸法（一种放松疗法），渐渐就能睡着了。

<u>放松疗法是有意识地让身体放松（放松肌肉、集中意念与调整呼吸等），随之让内心放松的方法。</u>有些失眠患者睡前紧张（心理紧张、肌肉紧张和交感神经兴奋等），放松疗法可以有效帮助患者减轻紧张、促进睡眠、减少觉醒。放松疗法包括腹式呼吸法、肌肉松弛法、意象训练法等。

2. 腹式呼吸法

柳大夫欣喜地向夜班同事分享腹式呼吸法的好处，不料第二天同事面容疲惫，告诉柳大夫：腹式呼吸法对他不管用，他半夜接诊患者之后，努力做腹式呼吸，边想动作边呼吸，可还是睡不着。

<u>腹式呼吸法是最简单、方便的放松疗法之一。</u>将注意力集中在呼

吸上，腹部起伏动作与吸、呼同步；腹式呼吸法还可刺激副交感神经，放松情绪，适合紧张、焦虑的失眠患者。初次尝试腹式呼吸时，需要先在白天练习，掌握腹式呼吸法的要领，才能在夜间轻松自如地应用，起到放松的效果。

3. 肌肉松弛法

柳大夫切身体验到放松疗法的好处后，常常推荐给失眠患者。对于伴有身体紧绷感的失眠患者，柳大夫推荐肌肉松弛法，患者反馈不错，只有极少数患者复诊时讲：我非常非常努力地按照肌肉松弛法的步骤做下来，可还是睡不着。

肌肉松弛法应用广泛，患者让身体某一组肌肉紧张然后渐渐放松，能够明显感受二者差别，按顺序逐步收紧、放松全身肌肉，进而达到身心放松的状态。但放松疗法最怕"努力"，一旦有了目标要求（比如助眠），努力的过程中就没了放松的感觉。放松就是放松，助眠是"副产品"。

4. 意象训练法

柳大夫认为意象训练对失眠患者也十分好用，他让患者选取几个童年时的温馨、平和、宁静、愉悦、放松的画面，这样的视觉定格（可以有声音等元素）可以帮助身体放松。失眠患者在烦躁、忧虑的时候，脑海中回放这些画面，内心情绪往往会平复、安稳。

意象训练法还可以通过想象一些轻松愉快的场景，如蓝天、白云、大海、绿水、青山等，使身心达到平和、放松的目的。

5. 寻找适合自己的放松方法

柳大夫回顾失眠患者反馈的放松疗法的疗效，每位患者的体验差别很大，有的人觉得腹式呼吸法好用，有的人觉得肌肉松弛法最有效。放松方法多种多样，失眠患者会找到一种/几种适合自己的方式（可咨询医生）。

"先睡心，后睡眼"是指在内心平静、身心放松的状态下更容易安稳地入睡。但放松并不能解决所有失眠问题。放松疗法不会每晚都起效，一旦放松疗法无效，不要反复练习，以免增加紧张情绪和挫败感。放松疗法可能不适合惊恐障碍或作业焦虑的失眠患者。

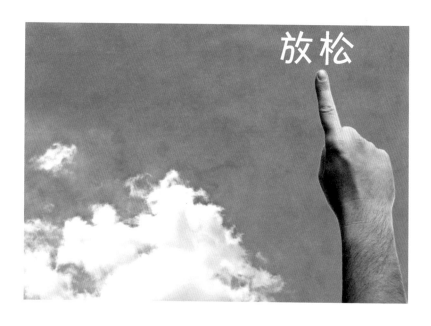

十三、睡着还是醒着？

孔子曰："所信者目也，而目犹不可信；所恃者心也，而心犹不足恃。"眼见不一定为实，心感不一定为准，时间感知和睡眠感知同样会有偏差。

1. 时间感知

小鲍读高中时，关注时间管理，发现几个有意思的现象：放寒暑假的前几天和开学的前几天特别漫长；长大后感觉时间过得越来越快；沉浸在自己喜欢的科目中时，时间也过得飞快。

太阳东升西落，日复一日。人们对时间的感知受光线、温度、主观经验、个性特点、药物、情绪、大脑（体内时钟、记忆和注意模型等）等调节。爱因斯坦就"相对论"有一个解释："将手放在火炉上1分钟，感觉就像过了1小时，但坐在一个漂亮女孩旁边1小时，感觉就像只坐了1分钟。这就是相对论。"

2. 夜间时间感知

有一次小鲍被领导批评，夜间辗转难眠，委屈、自责等种种情绪涌上心头，过一会看看表已经是凌晨2点了，没过多一会再看表竟是5点多了，很快天渐渐亮起来，这一夜仿佛变短了。小鲍记得作家刘墉写道，他半夜给小女儿热奶，酣睡中醒来数时间，比正常时间还要慢一些。

夜晚本就是睡眠时段，眼一闭一睁，一夜就过去了。因为情绪波动而难以入眠的夜里，时间感知很容易有偏差，偏快或偏慢都有可能。醒后的朦胧时分，人对时间的感知或快或慢，同清醒程度等因素密切相关。

3. 睡眠感知

小鲍平时睡眠挺好，上床就睡，晨起神清气爽，白天精力充沛，不觉困倦。细想起来，睡眠足够长，足够香甜，白天没有不舒服，小鲍对睡觉这件事还是挺满意。

睡眠感知包括对睡眠时长和质量的主观体验，比时间感知有更多的影响因素，心理、认知、生理等许多方面都参与其中。睡眠是人类的本能，即使偶尔有些波动，主观体验有些小偏差，还是要保持正常心态，不要过分紧张和焦虑。

4. 睡眠感知异常

小鲍的叔叔退休后，因为邻居养鸽子的事情常常闹得不愉快。有一次惊动了警察，之后小鲍叔叔就开始失眠、情绪低落、莫名烦躁，一年来总睡不好觉，每天只能睡3~4小时，白天虽然精力不足，但还是可以正常生活。他经常就医，有一次做多导睡眠监测，医生看监测报告说睡眠时长7.5小时，睡眠效率92%，客观记录睡眠情况挺好的。

小鲍叔叔是典型的睡眠感知异常，又称矛盾性失眠、假性失眠或主观失眠，其特点是主观抱怨的严重睡眠不足与白天困倦程度/生活影响不一致，与客观检查结果（多导睡眠监测）明显不符。在复杂的神经生理等因素作用下，睡眠感知异常的患者不能准确判断睡眠与觉醒，夸大入睡困难，低估睡眠时长。夜间多导睡眠监测有助于明确诊断，同时要注意鉴别睡眠呼吸暂停低通气综合征等疾病。

5. 睡眠感知异常的对策

医生在关注小鲍叔叔睡眠症状的同时，还评估了他的情绪状态，两方面同时着手，给予药物和认知行为调整，几个月后，小鲍叔叔自己觉着睡眠有所好转，情绪也平稳许多。

睡眠感知异常的治疗兼顾睡眠、心理等多个方面，注重个体化评估，结合药物与非药物治疗手段综合调理，长期关注，预防复发。睡眠感知异常并不少见，形成困扰、影响生活的时候，需要及时就医。

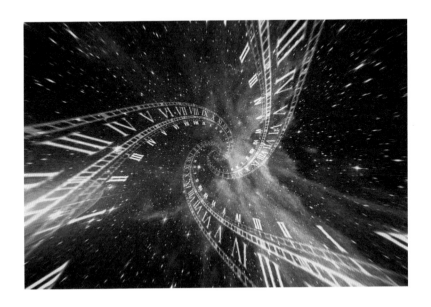

十四、条件性觉醒

曹操率军出征，可以望梅止渴（利用了人对杨梅的条件反射）。为什么有些失眠的人明明昏昏欲睡，却一上床就精神，难以入眠呢？

1. 条件反射

小史学习生理学时，恍然明白望梅止渴（想到梅子，生津止渴）是一种条件反射，人们曾经有杨梅可以促进唾液分泌的体验，因而一想到杨梅，就会反射性分泌唾液。

生理学家巴甫洛夫通过实验研究发现：由于一种外界刺激和机体反应长期关联出现，这种外界刺激继而引发的机体反应即为条件反射。大脑越发达的动物，建立的条件反射也越复杂，对环境适应力越强。条件反射可以不断强化和建立，外界刺激解除后条件反射也会渐渐消退。

2. 条件反射与心理学

小史大三时选修心理学，对行为主义很是着迷。行为主义促使心理学从主观化走向客观化研究，明确刺激（行为）和反应（后效）之间的联结规律，能够根据后效来调节行为。

巴甫洛夫的条件反射理论是行为主义心理学建立的基础，有意识地调整特定行为，可以产生特定的后效，这种理论应用在学习、认知治疗等很多方面，在睡眠医学领域也有充分体现。

3. 不恰当的行为

小史的姑姑退休之后，最初几年到处旅行，后来关节不好，开始安心休养，白天经常卧床，很少下床活动。小史隐隐觉着不妥，却不知该怎样劝阻。

清醒时很多时间在床上度过，包括早早上床、赖床不起、床上读书、床上办公等，逐渐形成睡眠环境（床）与觉醒的条件反射，时间久了很可能会影响睡眠。从行为主义心理学的层面来讲，床上种种不当行为产生床上清醒的后效。

4. 条件性觉醒

小史姑姑因为关节不舒服而焦灼、烦心，渐渐睡不着觉，关注的焦点由关节转向睡眠调整。努力尝试过很多助眠方法，越试越紧张，后来临睡时莫名心率加快、出汗、肌肉紧张；有几次在客厅看电视，困倦极了，几乎倒头就能睡着，可一上床，却立刻精神起来。

心率增快、出汗等表现意味着躯体化紧张。较长时间内在床清醒和（或）努力入睡的焦灼与睡眠环境（床）形成联结（条件反射），即条件性觉醒，因而难以入睡。换到另一个环境（如客厅、酒店等）或不关注睡眠时反而容易入睡，这种失眠就是条件性觉醒，又称心理生理性失眠。

5. 刺激控制疗法

小史查资料、请教老师后，告诉姑姑：床是用来睡觉的，白天不要总在床上，有困意再上床睡觉，让睡眠环境（床）与困倦和睡眠建立条件反射；睡眠是人的本能，紧张、担忧并且努力入睡的念头反而会激发清醒系统，进而影响睡眠。

这种刺激控制疗法治疗条件性觉醒失眠的基础在于降低或消除条件性觉醒，重建睡眠环境（床）与睡眠之间的条件性反射，效果优异。但对于患有躁狂、癫痫、异态睡眠和伴有跌倒风险的患者要谨慎应用刺激控制疗法。

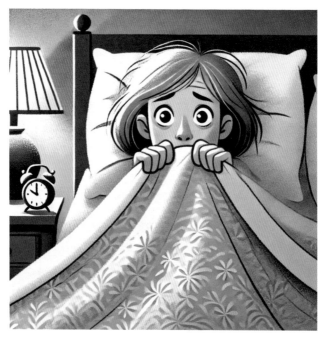

插图：尤雅民

十五、认识安眠药

古有神农尝百草，现有AI协助新药研发，人们对于促睡眠药物的探究热烈而执着。每一代安眠药的诞生都载满期待，应用过程中有欣喜也有不足。本文梳理一百多年以来几代安眠药（镇静催眠药）的特点，只为更好地选择和应用。

1. 理想的安眠药

小唐在医科大学药学院就读，明白药物研发的基石是疾病的基础研究，选好"作用靶点"至关重要。稳态系统和昼夜节律系统调节着人类的睡眠和觉醒，许多神经核团和神经递质在这一调节过程中协调配合。几代安眠药的靶点分别为 γ-氨基丁酸（GABA）系统、褪黑素系统、促食欲素系统、组胺系统等。

安眠药不能根治失眠，只是对症帮助人们实现好眠的工具之一。理想的安眠药特点是能够快速起效，维持刚刚好的睡眠时长，最好不影响正常睡眠结构，醒后一切正常，一定要安全，副作用越少越好（如不影响记忆和呼吸、无戒断反应、无耐药和依赖、用药剂量安全、与其他药物无相互作用等）。

2. 最早一代安眠药

小唐喜欢追根溯源，水合氯醛、巴比妥类药物等当属最早一代安眠药。巴比妥类药物增强 γ-氨基丁酸（GABA，一种中枢神经系统重要的抑制性神经递质）受体活性，产生镇静、催眠和抗焦虑作用（小剂量有镇静作用，加量后可催眠，大剂量有麻醉、抗惊厥作用）。

这类药物治疗剂量与致死剂量接近，不良反应多（成瘾、耐药、撤药反应以及严重的呼吸抑制），目前不推荐用于失眠治疗。临床上水合氯醛有时用于特殊人群做检查时的快速镇静，苯巴比妥类药物用于抗癫痫治疗。

3. 苯二氮䓬类药物

20世纪60年代起，苯二氮䓬类药物进入大众视野。这类药物作用于GABA受体，加强GABA受体作用，从而引起中枢抑制，有抗焦虑、镇静催眠、肌肉松弛和抗惊厥等作用。小唐记得奶奶每晚都吃的艾司唑仑就是其中一种，吃药后能睡着，夜里不再总醒，一觉能睡到天亮，奶奶挺满意的。

苯二氮䓬类药物种类繁多[地西泮（安定）、艾司唑仑（舒乐安定）、阿普唑仑（佳静安定）、劳拉西泮和氯硝西泮等]，它们疗效可靠，安全性高（治疗剂量远小于致死剂量）。只是此类药物延长的睡眠时间多为浅睡眠时间，却缩短深睡眠和快速眼动睡眠时间（改变正常睡眠结构）；长期使用可能产生认知损害、耐药、成瘾、依赖和戒断等不良反应；因有肌松作用，老年人用药期间尤其要注意防止摔伤。

4. 非苯二氮䓬类药物（Z类药物）

小唐有段时间备战考研，夜里紧张得睡不着觉，医生开的药物是唑吡坦。小唐查到这是一种上市20多年的非苯二氮䓬类药物，这类药物选择性/精准地作用于GABA系统中负责睡眠的受体点位，有催眠作用，但没有肌松和抗惊厥作用。

非苯二氮䓬类药物包括唑吡坦、佐匹克隆、右佐匹克隆、扎来普隆等，起效迅速，作用时间短，对正常睡眠结构、记忆、呼吸系统等方面影响小。只有极为罕见的个别失眠患者服用后会出现"复杂睡眠相关行为"（梦游、睡眠驾驶、在没完全清醒的情况下从事其他活动等），一旦出现，应立即停药。

5. 褪黑素受体激动剂和促食欲素受体拮抗剂

小唐颇为关注安眠药的前沿进展：褪黑素受体激动剂包括雷美替胺、特斯美尔通、阿戈美拉汀等，有助眠/调节睡眠节律作用，对记忆等影响较小。其中阿戈美拉汀除了作用于褪黑素受体，还是5-羟色胺受体拮抗剂，兼有抗抑郁作用。

促食欲素是一种由下丘脑分泌的神经肽，可以调节食欲、睡眠、情绪等。苏沃雷生、莱博雷生和达利雷生均是双促食欲素受体拮抗剂，有助眠作用。安眠类新药值得期待，同时也需要临床实践来验证疗效。

6. 有镇静作用的其他药物

小唐的姐姐工作压力大，有时加班熬夜，难以入睡时喜欢吃一片抗过敏药，昏昏沉沉就睡着了。小唐知道后赶紧阻止这一做法，并告诉姐姐这类抗过敏药虽有嗜睡副作用，但不建议常规用来助眠。

临床应用的安眠药还包括有镇静作用的抗抑郁药（多塞平、曲唑

酮、米氮平等）、有镇静作用的抗精神病药（喹硫平、奥氮平等）、
某些麻醉类药物等。这些药物常常有特定的适用人群。

　　了解是为更好地选择。失眠患者对药物的认识和用药体验反馈，
有助于医生选择最适合患者的安眠药种类、剂量以及制订后续调整
方案。

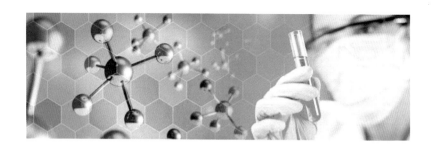

十六、对于安眠药的副作用，你怎么看？

　　医学史上三大经典药物是青霉素、阿司匹林和地西泮（安定）。其中，对于包括地西泮在内的安眠药，流传着各种各样的观点。面对纷纭众说，哪个是真，哪个是假？其背后又有怎样的逻辑与考量？

1. "吃了安眠药，感觉脑子变慢了，将来会不会痴呆啊？"（认知损害）

　　实习医生小费跟着老师出门诊。第1位患者是50岁女性，失眠2年，吃安眠药1年，工作中感觉注意力减退，反应大不如前，故有此疑问。

　　并不是所有安眠药都有记忆力减退和思维减慢（当晚、第二天白天或长期）等副作用。非苯二氮䓬类药物、褪黑素受体激动剂和促食欲素受体拮抗剂对记忆等认知功能的影响已经大为降低；短期规范用药也会降低认知损害的风险。影响认知状态的因素众多：情绪、失眠、基础疾病、生活习惯、社交等。建议积极调整可控因素，降低发病可能。

2. "安眠药会越吃越多吗？"（耐受性）

　　小费大夫看的第2位患者是失眠10年的72岁男性，半年来每晚口服艾司唑仑1片，最初效果不错，近来需加量到1片半（1毫克/片）才行，担心是不是需不断加量才能维持疗效，用药量大是不是很危险？

　　临床常见失眠患者感觉安眠药疗效越来越差，便自行加量，期待获得原来的药效，这就是安眠药的耐受性（不断增加药物剂量才能达到原有的效果），这往往与长期服用同一种药物有关。建议由专业医生重新评估，调整用药。自行加量会增加不良反应的风险。

3. "吃安眠药第二天头昏乏力，会不会摔倒?"（宿醉现象/残余效应）

第3位患者是83岁男性，失眠半个月，4天来每晚口服氯硝西泮半片（2毫克/片），第2天自觉昏昏沉沉，四肢乏力，走路发飘，到了晚上才会清醒一点，每天都在担心摔倒。

根据安眠药半衰期（药物在体内浓度下降一半所需的时间）不同，可以分为短效、中效和长效。氯硝西泮的半衰期长，在老年人肝肾中代谢缓慢。这位老年患者前一晚吃的氯硝西泮在第2天白天仍有镇静和肌松作用（宿醉），以至于自觉昏沉、乏力，严重时可能跌倒。建议咨询医生调整为短效安眠药，且从小剂量开始服用。

4. "吃安眠药会有依赖吗?"（依赖/成瘾）

第4位患者是一位中年女性，失眠10多年，晚上辗转反侧，白天昏昏沉沉。这几年吃上安眠药就没停下来，最初每晚服用半片（0.4毫克/片）阿普唑仑，最近2年逐渐加量到每晚2片才能入睡，看不到药就心慌，吃了药才能心安。这位患者非常后悔，认为当初就应该扛一扛，不吃药。

随着安眠药的更新迭代，依赖/成瘾的副作用已经大为降低，合理用药（小量起用，间歇服药，避免长期大量服药，避免自行突然加量）更是有效降低了依赖/成瘾的风险，大可不必因此拒绝安眠药。建议这位患者在医生的指导下调整用药。

5. "停用安眠药，失眠会不会反弹，会不会有更多不适表现?"（戒断反应）

　　小费大夫看的第5位患者是中年女性，因失眠吃了几年安眠药，最近感觉睡眠好转，自己停药，此后几天坐立不安、注意力不集中、脾气大、心慌、睡不着觉，特别难受。不得已又吃上安眠药，甚至吃的比以前还多半片。这位患者感觉特别糟糕，对安眠药有些畏惧。

　　长期口服安眠药，突然停药会出现失眠反弹，失眠程度与用药前相似，还可能伴发一系列躯体和心理不适，如痉挛、寒战、头晕、头痛、心悸、气短、焦虑、疲倦、注意力下降，重者甚至谵妄，这是戒断反应。这位患者应在医生指导下恢复服用安眠药；失眠好转后，也应遵医嘱缓慢减量，而不是突然停药。

　　随着医学进展和新型安眠药的问世，这些对安眠药的担忧并非无解，用药风险可以提前规避，及时补救，因此大可不必恐惧安眠药。

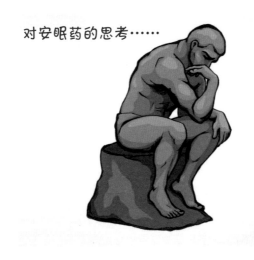

对安眠药的思考……

十七、关于安眠药，医生对你说（1）

对于安眠药，大可不必畏之如虎，抑或奉若神明。建议遵医嘱并结合用药体验，医患共同制订个体化最佳用药方案，并定期评估和调整。

1. 吃，还是不吃安眠药，这是一个问题

小廉最近刚失恋，晚上睡不着，脑海中浮现的都是往日温馨时光，更加衬托当下的彷徨、寂寥。他尝试各种方法：喝酒、看球、旅行、开始一段新的恋情……还是挡不住夜间醒着数伤痕。有医生建议服用安眠药，小廉有些纠结：虽然吃了能睡着，但醒后除了仍然要面对现实，还要担心安眠药带来的种种不适。到底是吃，还是不吃呢？

无论急性失眠还是慢性失眠，安眠药都不是首要选择，而是在细致分析病情的基础上，分析风险（副作用）与获益（有效性），探讨失眠治疗的综合方案，才在必要时应用安眠药作为助眠的工具。对于小廉，治疗的重点在于调整心态、睡眠卫生健康教育，可以短期应用安眠药阻断失眠症状。

2. 哪些人慎用安眠药？

小廉的哥哥体态偏胖，夜间打鼾明显，时有打打停停。有段时间哥哥工作压力大，总熬夜，躺在床上却很难入睡。有一次吃了小廉的一片安眠药，虽然睡着觉了，但第二天状态特别差，头晕困倦，几乎不能工作。

不是人人都适合吃安眠药，也不是随随便便什么状态下都能吃安眠药。用药须谨慎，要在医生的指导下服用。谨慎用药人群包括：睡眠呼吸暂停综合征、重症肌无力、呼吸功能不全（如慢性阻塞性肺疾病等）、肝肾功能不全等患者，孕妇或哺乳期妇女、儿童、老人，以及从事高空作业、机械操作或车辆驾驶等危险工作者。酒精或其他药物依赖者、精神障碍者，用药时尽量选择成瘾性低的安眠药。小廉的哥哥应该先去看医生，排查睡眠呼吸暂停综合征。

3. 什么时候吃安眠药?（服药时间）

小廉的爷爷常年睡不着觉，医生开了唑吡坦，当晚爷爷吃了药猛然想起还要刷牙，去了洗漱间就倒在地上，家人赶紧拨打120送去医院，最后查明是唑吡坦起效太快，爷爷在洗漱间睡着了。

安眠药一般都在睡前服用。对于起效迅速的安眠药，应在上床后服用。像小廉的爷爷这样吃完安眠药再做事情，就有跌倒的风险。还有一部分失眠患者，上床后迟迟不愿服药，想着最好自己能睡着，能不用安眠药就不用，但是怀着这种紧张的心态往往更难入睡。要知道睡眠是禁不起考验的，要遵医嘱按时服药。

4. 吃哪一类安眠药?（用药选择）

上次洗漱间跌倒事件之后，小廉的爷爷对唑吡坦有了阴影，再不肯吃这个药。向失眠的邻居一打听，邻居正在吃着艾司唑仑，小廉的爷爷毫不犹豫地要过来一盒先吃上，却发现入睡还是慢，第2天有昏沉感，小廉的爷爷觉着艾司唑仑并不适合他。

唑吡坦起效快，适合入睡困难患者，半衰期短，第二天往往不会有困倦、昏沉的宿醉现象。中长效安眠药适合睡眠浅/早醒的患者，但要注意避免次日残留的药物镇静作用。医生会全面评估患者病情，在兼顾药物安全性和有效性的前提下，为患者选择适合的安眠药，不建议患者自行选择用药。

5. 怎样吃安眠药?（遵医嘱）

有一次小廉的爷爷要出席一项重要活动，前一天晚上怎么也睡不着，吃下1片安眠药还是没有丝毫困意，小廉的爷爷心急，索性又吃了2片，睡是睡着了，第二天上午感觉昏昏沉沉，非常不舒服。

患者有患者的考量，医生有医生的坚持。患者对疾病/药物了解得越多，就越有敬畏之心；医生对疾病/药物知识掌握得越深，就越是思虑谨慎。在好眠这一场双向奔赴中，患者可以向医生准确描述病情，向医生沟通用药体验，但切不可自行选药、加量、换药和停药！

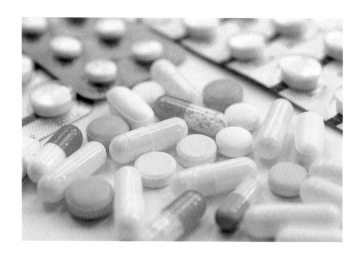

十八、关于安眠药，医生对你说（2）

闻道有先后，术业有专攻。让我们简单聊聊医生对安眠药的初心和原则，他们的期待与考量。

1. 医生的评估

岑阿姨最近时不时感觉一阵潮热上涌，心慌出汗，脾气变大，想到月经开始有些不规律，阿姨觉着可能是更年期到了。最难忍受的是半夜时常醒来，出一身汗，一时半会儿难以入睡。夜间睡不好，白天状态差，想着找医生开点安眠药解决睡眠问题。

女性更年期激素水平断崖式下降，表现出包括失眠在内各种各样的症状。建议首先到妇科就诊调整激素水平，如果睡眠随之好转，大可不必口服安眠药。如果仍然失眠，影响白天工作和生活，建议接受睡眠卫生等健康指导，必要时综合考虑获益与风险等因素，遵医嘱应用安眠药治疗。

2. 医生的用药原则

岑阿姨历经一番调整，还是睡不好，医生建议她用安眠药助眠，但是岑阿姨一直很纠结：不吃睡不着，吃了又担心不良反应。每日徘徊不定，很是累心。

医生经常说："怕失眠比失眠本身更可怕，怕安眠药比安眠药本身更可怕。"怕的情绪集中到一起，睡眠更难。失眠用药应遵循"按需""个体化""间断""短期""用药超过4周须重新评估"，这样可以有效减少安眠药不良反应的发生。

3. 医生的减药方案

岑阿姨吃了半年安眠药，随着更年期的各种症状渐渐减轻，睡眠也好了许多，想着是不是能停用安眠药，但是怕反弹，于是又去医院找医生问减药的方法。

医生根据患者失眠表现、用药时长、种类、用量等因素来判断能不能减、怎样减停安眠药。短期服用失眠药的减停过程相对宽松，但长期服用安眠药者要慎重对待，不能突然停药。减药可选择逐步减量法（每2周减少1/4用量）或隔日服药法，直至完全停药，减药期间密切观察睡眠情况。更换药物也要酌情循序渐进，缓慢进行。

4. 西药之外的助眠工具

岑阿姨成功减停安眠药之后，有两次倒时差又有些睡不好，但症状比更年期时的失眠轻多了。索性去看中医，开了汤药喝了一段时间，睡眠渐渐就好了。

一夜好眠是人类千年不变的追求，中医认为失眠的根本在于"阴阳失调""气血不和""脏腑失调"等方面。中医治疗方法多种多样：中药、针灸、推拿、耳穴压豆等，治疗方便实用，安全性高。物理方法治疗失眠也在逐步推广，包括无创神经调控治疗、生物反馈、光照治疗、声音治疗等。保健类科技助眠产品种类繁多，但应用效果个体差异大。

5. 医生的诊疗规划

岑阿姨有了几次睡眠不好的体验后，开始重视睡眠健康，对睡眠理念和行为有了更多的了解和认识，对安眠中药和西药都有着切身体验。岑阿姨认为睡眠这件事要顺势而为、方法科学、本能调整，会一点点好起来的。

全生命周期里，人难免会遇到睡不着、睡不好的情况。如果是偶尔发生，去除刺激因素，睡眠往往就会好转；如果持续一段时间，则需要进行失眠评估，调整认知、改变生活习惯，必要时用安眠药阻断失眠持续；如果是慢性失眠，首选失眠认知行为治疗（CBT-I），必要时辅以药物或其他疗法，往往可以收到较好的疗效。

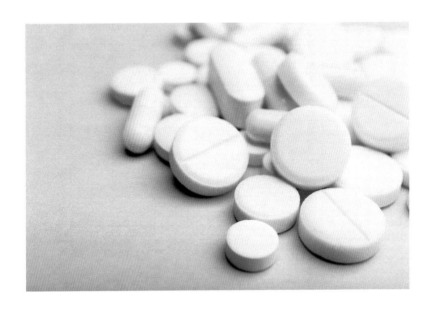

附录

睡眠日记示例

姓名：

● 熄灯或躺在床上试图睡着　　├─┤ 睡着的时段（包含午睡及打盹）　　○ 开灯或起床

C. 饮用含咖啡因的饮料（咖啡、可乐或茶）　　A. 饮酒　　M. 服用药物　　├┈┈┤ 半梦半醒

E. 运动　　S. 感觉很困

日期	星期	前一天晚上 ··· 午夜 ··· 今天早上 ··· 中午 ··· 下午	药物（名称/量）	睡眠品质 1-2-3-4-5 很差—很好	白天精神 1-2-3-4-5 很差—很好	备注
11/3	四	E ● ├─┤ ○ C ├─┤ S├─┤		3	4	

请于每日起床后或固定白天特定时段填写；如有需要可自行加入其他符号

经杨建铭教授授权使用。